Una nueva oportunidad a la vida:

El camino de una sobreviviente de cáncer de seno

por
Leonore H. Dvorkin

Traducido del inglés al español
por Gloria H. López

Foto de la portada

"Camino Iluminado" ("Sunlit Path")

Rhede, Renania del Norte-Westfalia, Alemania, 1988

Para Pam y todas las demás —

tan valientes, y siempre tan bellas.

Agradecimientos

La traductora del manuscrito del inglés al español fue **Gloria H. López**, anteriormente de Lexicon Communication, en Edgewater, Colorado, EE.UU. Gloria vive en Aurora, Colorado, EE.UU.

Richard P. Doerr, PhD, profesor de español jubilado de Metropolitan State College of Denver, y **Laura Posso Rawson, MA**, profesora de español jubilada de Denver West High School, corrigieron la traducción y ofrecieron varias excelentes sugerencias.

Richard Ratigan, MD, y mi hijo, **Daniel Dvorkin, MS**, verificaron la exactitud y la claridad de todos los apéndices.

Mi amiga **Ginny West** y mi madrastra, **Willene S. Hardy, PhD**, corrigieron las pruebas de los apéndices y comprobaron su facilidad de lectura.

Mi esposo, **David Dvorkin**, además de ofrecerme su habitual e infalible paciencia y aliento, corrigió las pruebas de todo el manuscrito en inglés, ayudó con el formato y ofreció sugerencias tanto para el manuscrito principal como para los apéndices.

Quiero extenderles a todos ustedes mi más cordial agradecimiento por su tiempo y valiosos comentarios.

CONTENIDO

UNO

Introducción

Cada once de agosto celebro el aniversario de mi mastectomía lateral izquierda, una operación que marcó un hito significativo y feliz en mi vida.

Este libro relata algunos de los hechos en torno a mis vivencias con el cáncer de seno como enfermedad, así como algunos detalles específicos a mi mastectomía. Les contaré cómo descubrí el cáncer, qué medidas se tomaron para eliminarlo, qué tipos de dolor sentí después de la mastectomía, y cuáles fueron los efectos postoperativos.

Luego surgen otras reflexiones, todas a título muy personal, sobre la gran maraña de temas afines, como el temor a la operación y a la muerte, la inevitable pregunta «¿Por qué a mí?», la feminidad y la autoimagen corporal, el sexo y los senos o su carencia, el cáncer comparado con otros tipos de problemas de salud, el inmenso valor del apoyo emocional durante los momentos de crisis, la admirable franqueza en el siglo XXI hacia las enfermedades, y mucho más.

Deseo expresar desde el comienzo que no es mi intención decirles a otras sobrevivientes o pacientes de cáncer de seno: «Esto es lo que deben sentir. Así es cómo deben reaccionar. Este es el camino que deben elegir.» ¡De ninguna manera! Sus emociones, reacciones y preferencias médicas son todas personales.

Si mis palabras pueden serles de ayuda e infundirles valor a otras mujeres que han pasado o están pasando por lo mismo, eso de por sí será una gran recompensa. Sin embargo, este libro está dirigido principalmente a las muchas mujeres en quienes aún no se ha desarrollado cáncer de seno pero que lo sufrirán en el futuro, así como a aquellas que temen esta *posibilidad*. He escrito este libro para decirles a todas ellas que el cáncer no tiene que estar incluido dentro de los mayores traumas de sus vidas. Al contrario, con suerte, podrán seguir viviendo y haciendo todo lo que hacían antes. Podrán surgir de sus experiencias mejor que antes: más saludables y felices.

Yo sé que esto es cierto porque me ocurrió a mí. A continuación, sigue el relato de cómo sucedió.

DOS

El descubrimiento

Todo empezó a principios de 1998. Estaba sentada una mañana en la cocina hablando por teléfono, todavía en camisón de dormir, cuando de pronto me di cuenta de que me estaba saliendo líquido del pezón izquierdo y de que lo sentía raro, ligeramente adolorido. Cuando me bajé la parte de adelante del camisón para echar una mirada, vi que habían salido unas cuantas gotas de una sustancia amarillenta espesa. Jamás había visto secretar nada parecido de mis pezones. Al exprimirme el pezón suavemente, salieron unas cuantas gotas más. Luego, dejaron de salir.

Qué extraño —pensé. Pero pronto me olvidé del asunto suponiendo que era alguna rareza asociada a la menopausia. Tenía entonces 51 años.

Mi único hijo, Daniel, nació en 1969. Lo amamanté durante diez felices meses hasta que él mismo decidió destetarse. En ese entonces, era yo miembro de La Liga de la Leche, uno de los dos únicos grupos femeninos a los cuales he pertenecido. Esta organización internacional, que promueve la lactancia, educa a las mujeres acerca de los numerosos beneficios físicos y psicológicos derivados de esta práctica, tanto para la madre como para el niño. Además, brinda apoyo emocional y oportunidades de contacto social con otras mujeres que desean amamantar, una de las más básicas interacciones con sus bebés.

En 1969 mi esposo David y yo vivíamos cerca de Houston, Texas. Su primer trabajo al graduarse fue como ingeniero aeroespacial en el programa Apolo de la NASA. Fue la esposa de uno de sus compañeros de trabajo, madre de dos hijitos, la que me contó acerca de La Liga de la Leche y de su importante labor. Durante una de sus animadas reuniones, me alegré al enterarme de que uno de los beneficios de la lactancia parece ser la reducción del riesgo de cáncer de mama.

Sin embargo, he aquí la frase clave: reducción del riesgo, pero no su eliminación.

No tuve problemas para amamantar a Daniel. Desde el comienzo, me pareció una experiencia feliz y gratificadora. Pero cuando tenía unos tres o cuatro meses, Daniel decidió amamantar exclusivamente del lado izquierdo. No hubo manera de disuadirlo, lo cual me dejó graciosamente dispareja con una húmeda y rebosante copa C a mi izquierda, y una seca y encogida copa A a mi derecha. Por lo visto no hubo daño alguno ya que Daniel lucía bastante saludable, aparentemente satisfecho con la leche de un solo seno. Más que nada, la situación me pareció divertida.

Los dos nos adaptamos bien, y nuestras tranquilas y pausadas sesiones de lactancia continuaron como antes. (En ese entonces no trabajaba fuera de casa, así que nunca tuve que apurarlo.) Pero cualesquiera fueran los beneficios, físicos o emocionales, que yo hubiera podido cosechar de esa feliz etapa, no pudieron protegerme de la enfermedad que, casi tres décadas después, habría de atacarme a mí y al seno que había alimentado a mi hijo.

Qué afortunados somos, a veces, de no poder predecir el futuro.

* * * * *

Después de esos extraños minutos en la cocina, las gotas amarillas desaparecieron por un tiempo, pero persistió algo de dolor en el pezón. Después me enteré de que la causa era un diminuto papiloma ductal, que crecía en uno de los conductos lácteos.

Así y todo, no fui corriendo al médico. No podía palpar bulto alguno y mi última mamografía no había revelado nada alarmante. Hacía algunos años que me habían realizado una biopsia de dos masas sospechosas en el seno izquierdo, pero habían resultado ser quistes del tamaño de un guisante.

Sabía que, por el lado materno, mi tía abuela Leonore había tenido cáncer de seno después de los setenta, pero no sabía de otra pariente más cercana que lo hubiera tenido. A mi madre le dio cáncer de seno también, pero un año *después* que a mí. Es decir, con anterioridad a los primeros síntomas, esa enfermedad no estaba entre mis principales preocupaciones de salud. Dados los problemas cardíacos en ambos lados de mi familia, mi tendencia heredada a colesterol alto y décadas de venas varicosas, le temía mucho más a los infartos, a los derrames cerebrales o a los coágulos sanguíneos.

Durante los siguientes meses, brotaron más gotitas de manera espontánea, cada vez más espesas y, a veces, mezcladas con un poco de sangre. Había escuchado que la secreción de los pezones podía ser una indicación de cáncer de seno, por lo que finalmente me alarmé lo suficiente como para llamar a mi médico personal, el doctor Werner Baumgartner y concertar una exploración mamaria. Tenía programada una cita para mi examen físico y mamografía anuales para dos meses después, pero pensé que no debía esperar tanto y llamé para que me adelantaran la cita. Me informaron que recién me podrían ver en tres semanas.

Desde 1986 estoy vinculada a la Universidad Estatal Metropolitana de Denver (anteriormente Metropolitan State College of Denver, ahora Metropolitan State University of Denver, o Metro), una institución en el centro de la ciudad con casi 24,000 alumnos. Metro comparte su recinto universitario, que lleva el nombre histórico de Auraria, con la Universidad de Colorado Denver y la Universidad Comunitaria de Denver. De Metro, obtuve mi segundo título en 1991. Además, desde 1988 he tenido el privilegio de trabajar en este agradable centro de estudios como tutora autónoma de lenguas extranjeras, además de haber dictado algunos cursos de alemán como profesora a tiempo parcial.

Durante el transcurso de los años, he debido acudir en más de una ocasión a la excelente clínica de la universidad. Hace algún tiempo, me di un corte profundo y muy sangriento cuando atravesé accidentalmente una ventana con la mano derecha, y uno de los médicos realizó una magnífica labor al cosérmela, salvándome quizás la movilidad del dedo meñique. Todo el personal de la clínica con el cual he tenido contacto se ha mostrado siempre muy amigable y competente.

Llamé al consultorio del Dr. Baumgartner el 2 de junio de 1998. Ese mismo día, por un impulso nacido del instinto de que algo andaba muy mal junto con la confianza de que recibiría atención médica acertada, me di un paso por la clínica de la universidad a fin de concertar una cita para una exploración mamaria. Les dije que estaba dispuesta a pagar. Sólo buscaba algunas palabras de sosiego que me hicieran más llevadera la espera a la cita con el Dr. Baumgartner.

Al día siguiente me examinó Linda Valente, una asistente médica. Escuchó con atención mi descripción del dolor y las secreciones, y luego me realizó una exploración mamaria completa.

—Creo que tenemos un problema —fue todo lo que dijo.

Luego llamó al consultorio del Dr. Baumgartner para persuadirlos a adelantar la cita para el día siguiente, el 4 de junio. Siempre le estaré agradecida a Linda por su atención y humanitaria preocupación.

Se siguió todo lo que tenía que seguirse para llegar al diagnóstico final, ese temible período que no se puede apresurar, pero que se tiene que soportar. A menudo, las ruedas de la burocracia médica giran con gran lentitud. Durante las siguientes semanas, me sometí a otra exploración mamaria, además de una mamografía y una ecografía. El 17 de julio la Dra. Elizabeth Brew realizó una biopsia de una masa, ya entonces palpable, a la izquierda del pezón.

El 22 de julio, después de semanas de angustia con algunos días de dolor debidos a la biopsia, uno de los colegas de la Dra. Brew me dejó en la contestadora del teléfono un mensaje con el diagnóstico final: cáncer.

¿Acaso grité o lloré? No, no lo hice. Pero mi ecuanimidad no se debió a valentía extraordinaria de mi parte. Surgió del hecho de que esta noticia sombría no me caía de sorpresa. Era lo que había esperado. En el fondo, en algún rincón oscuro de mi ser desconectado de mis senos, había sabido desde mi visita a la clínica universitaria que mi cuerpo albergaba un cáncer.

¿Me paralicé, entonces, de miedo? No. Porque todo lo que podía sentir, una vez que me enteré del diagnóstico, era una terrible urgencia por deshacerme de este cuerpo extraño que crecía dentro de mí.

Lo primero que hice fue llamar a mi esposo y a mi hijo y, luego, al consultorio de la Dra. Brew. Al cabo de poco más de una semana nos reuniríamos para conversar sobre los posibles tratamientos.

Esa noche David empezó a buscar en la Internet todo sobre el tipo de cáncer confirmado: CDIS, carcinoma ductal in situ. Juntos, devoramos la mayor parte de 75 páginas con información completa y confiable, proveniente principalmente de sitios web de hospitales universitarios y de organizaciones contra el cáncer. El 31 de julio iba leyendo las últimas páginas mientras David me llevaba en coche al consultorio de la Dra. Brew.

TRES

La decisión

Para cuando nos sentamos con la Dra. Brew, todo lo que David y yo habíamos leído nos había convencido de que el curso de acción más prudente y seguro sería someterme a la denominada mastectomía simple (remoción del seno conservando el tejido muscular subyacente y los nódulos linfáticos), y no a una cirugía conservadora de mama, una lumpectomía (extirpación del tumor canceroso junto con una porción de tejido normal) seguida de varias semanas de radioterapia.

Basé mi decisión principalmente en la información de que el CDIS tiende a dispersarse por todo el seno y que la tasa de recurrencia es más alta que para algunos otros tipos de cáncer de seno. Además, mi manera de ser casi siempre se inclina a «más vale prevenir que lamentar». Decidí que más valía un tratamiento agresivo desde el comienzo a uno demasiado conservador, que pudiera desembocar en una muerte segura por metástasis de las células no erradicadas.

Además, aunque a algunos lectores les parezca extraño, descubrí que le temía más a la perspectiva de las radioterapias que a la pérdida de un seno. Los tratamientos auguraban ser muy desagradables por el dolor y el trastorno a nuestras vidas que hubieran significado cinco aplicaciones por semana durante seis semanas. Decidí que era preferible que me quitaran el seno, recuperarme y olvidarme del asunto.

Otro factor que intervino en mi decisión fue el entendimiento de que la cirugía conservadora me dejaría casi sin seno. La biopsia previa me había dejado una hendidura definida en la parte externa del seno izquierdo. El tumor que acababan de descubrirme estaba ubicado casi directamente debajo del pezón. Para eliminar la zona cancerosa, la Dra. Brew hubiera tenido que quitarme el pezón y gran parte del tejido inferior. Una recurrencia del cáncer en el futuro exigiría tejido adicional. Si se tiene en cuenta que, para empezar, mis pechos eran pequeños, apenas copa A, todos esos procedimientos individuales sumarían a lo que David irónicamente describía como «mastectomía a plazos». Es decir, tenía sentido someterme inmediatamente a una mastectomía para eliminar el problema de raíz.

Gratamente sorprendida por nuestra presencia de ánimo y preparación, la Dra. Brew coincidió con nuestra opinión. Nos explicó que, al elegir la mastectomía simple en lugar de la cirugía conservadora, podría evitar los tratamientos de radiación y quimioterapia. También se reduciría el riesgo de recurrencia del cáncer (por lo menos en el seno izquierdo) a casi cero. Ella dudaba que los nódulos linfáticos estuvieran comprometidos, lo cual fue un gran alivio.

Nunca hubo conversación alguna sobre la posibilidad de reconstrucción, salvo la de comunicarle en seguida a la Dra. Brew que no me interesaba. Nunca podría sentirme tranquila con una bolsita de plástico dentro del pecho; sólo sería otro cuerpo extraño, una constante preocupación de que algún día pudiera romperse. También había leído que un implante pudiera dificultar la detección de un futuro cáncer.

Es así que la consulta fue corta, calmada y alentadora. Al final, se programó la intervención para poco menos de dos semanas después.

¿Le temía a la operación en sí? No especialmente. ¿Cómo iba a temerle, si comenzando a los 18 años había sido intervenida en siete operaciones de importancia?

He aquí un breve resumen de mi historial médico.

Nací con una extraña y marcada tendencia a desarrollar venas varicosas. Acompañadas de algunas sensaciones bastante desagradables, me empezaron a aparecer alrededor de los 12 años. A los 18, mis piernas exhibían más venas que las de mi madre después de seis embarazos. Las dilatadas venas azules que recorrían mis piernas eran fuente de mucha vergüenza y dolor. Me sentí aliviada y contenta al enterarme de que era posible corregirlas quirúrgicamente.

Me sometí a la primera operación en el verano de 1964, justo después de graduarme de la escuela secundaria. El quinto procedimiento tuvo lugar en diciembre del 2000. La realizó el Dr. Dennis Olson, un excelente cirujano vascular en Denver. Sin embargo, estuvo pronto en advertirme que no me daba garantías de que no fuera a necesitar más operaciones en el futuro. Como me explicó, soy simplemente una «formadora de venas».

Uso medias de soporte todos los días para aliviar el malestar y mejorar la apariencia de mis piernas, excepto cuando hace mucho calor. Llueva o truene, me las tengo que poner cuando hago ejercicios con pesas o uso la caminadora eléctrica. Sin ellas, siento mis piernas vulnerables e incómodas. En resumen, las medias de soporte son mis amigas: fastidiosas a ratos, pero necesarias y muy apreciadas.

En 1964 el cirujano que me operó por primera vez me advirtió que quizás no debería tener hijos, pronosticando que el embarazo podría agravar la condición de mis piernas y ser perjudicial para mi salud. ¡Cuánta razón tenía! Años más tarde, cuando Daniel fue concebido a pesar de la espuma anticonceptiva que David y yo empleábamos, el embarazo maltrató tanto mis piernas que, durante los últimos meses, debí usar unas ajustadas vendas elásticas en lugar de medias de soporte normales.

Al poco tiempo de nacer Daniel, se me informó que un segundo embarazo podría favorecer la formación de coágulos, que podrían causarme la muerte. Esta era una posibilidad atemorizante y, ciertamente, yo no quería volver a experimentar un dolor como el del primer embarazo. Así que, a los 23 años, me vi en la imperiosa necesidad de explorar y seleccionar un método anticonceptivo permanente.

No tenía muchas alternativas, sobre todo si se incluía la condición de un cien por ciento de garantía. No podía tomar píldoras anticonceptivas, ya que definitivamente conllevan riesgos a las mujeres con problemas circulatorios. La espuma anticonceptiva ya había demostrado sus limitaciones. Y los condones no son siempre confiables.

David podría haber optado por una vasectomía, pero es sabido que aun ese procedimiento no es totalmente seguro. Además, queríamos que él conservara su fertilidad. Siempre cabía la posibilidad de que yo muriera siendo él joven. Razonamos que si él se volvía a casar, podría desear más hijos. Aunque yo sabía que no podía tener un segundo hijo sin correr peligro, nunca hubiera querido privar a David de esa oportunidad.

Una ligadura de las trompas era otra opción, pero en ese entonces todavía no se había inventado la laparoscopía, un método rápido y preciso. Como no me entusiasmaba la idea de una operación abdominal solamente para ligar trompas y siguiendo los sabios consejos de mi médico, elegí una histerectomía vaginal. Así quedaría con los ovarios intactos, el nivel hormonal normal y ninguna cicatriz visible. Además, el cirujano me aseguró que me recuperaría en seis semanas. Todo esto me pareció satisfactorio.

Esa operación se realizó en marzo de 1970 cuando Daniel tenía apenas un año. A pesar de lo joven que era cuando perdí la capacidad para concebir, nunca he lamentado esa decisión. Fue un alivio enorme liberarme para siempre del temor a otro embarazo. Como beneficio adicional, me libré permanentemente de la menstruación y sus molestias. Al final, debo admitir que fue una de las decisiones médicas más acertadas que he tomado en mi vida.

Después de esas operaciones —y ya ni recuerdo su orden exacto— tuve otras más, así como toda una variedad de problemas médicos. Aparte de las ya mencionadas operaciones a las venas (parecían repetirse una tras otra y me han dejado las piernas con más de cien cicatrices desde la ingle hasta el tobillo), me operaron los pies para corregir unos prominentes y dolorosos juanetes y para enderezar un dedito muy torcido del pie; también otra para extirparme un quiste de Baker de la rodilla por pedalear mucho con una transmisión demasiado baja. Esta última fue una dura lección sobre la necesidad de tener cuidado al hacer ejercicio: más no es necesariamente mejor.

Con los años siguieron otras intervenciones menores, la mayoría relacionadas con problemas dermatológicos o dentales. Y, en 1985, mientras entrenaba a una joven para su primera competencia de fisioculturismo, sufrí una lesión a la espalda por una maniobra muy estúpida de mi parte, que casi puso fin a mi larga carrera como instructora de acondicionamiento con pesas. Me causó algunos de los dolores más intensos y prolongados que jamás haya tenido que soportar.

Además, cabe señalar que nací tres meses prematura, pesando sólo 2 libras, 11 onzas. Los médicos y familiares me han dicho una y otra vez que no se explica cómo sobreviví, y menos sin secuelas permanentes al cuerpo o al cerebro.

Por tanto, es obvio que he sido resistente desde el comienzo. Los problemas físicos han formado parte de mi vida casi hasta donde recuerdo. Habiendo tenido que afrontar tantas vicisitudes a lo largo de los años, he aprendido a tener fe en mí misma. Es la confianza de poder superar cualquier dificultad, de poder surgir de cada nueva prueba: distinta, quizás, pero mejor que antes. Entonces, ¿por qué habría de ser diferente mi reacción al desafío físico y emocional del cáncer?

También tengo mucha fe en los médicos y en los hospitales —no una fe ciega, sino nacida de experiencias extensas, variadas y, por lo general, positivas. De hecho tenía mucha fe en el Dr. Baumgartner y en la cirujana que me había recomendado. Por suerte, una amiga mía que era enfermera de cirugía había trabajado antes con la Dra. Brew. Marilyn me aseguró que la doctora era muy competente y compasiva, lo cual encajaba perfectamente con la impresión que yo me había formado de ella.

Así que estaba ya preparada para otra operación y recuperación.

CUATRO

Mi familia y mis amigos

A fines de julio, en el lapso entre el diagnóstico y la cirugía, empezó a deslizarse en mi conciencia el temor a la muerte. Esta operación sería totalmente diferente de las anteriores. Todas ellas habían sido para corregir lo que yo llamo problemas mecánicos y no para tratar enfermedades de riesgo mortal. Además, con las otras operaciones había sido más joven y fuerte.

En 1998 era ya una mujer madura, menopáusica y con unas 25 libras de más a pesar de caminar y entrenar con pesas habitualmente. Descubrí que esta vez sentía vívido el temor a morir de infarto o de derrame cerebral en la mesa de operaciones. Así que hice una lista de las personas a quienes legaba algunas de mis pertenencias en caso de morir y programé un viaje relámpago a Kansas City, Missouri, donde viven mi madre, cuatro de mis cinco hermanas y varios miembros de sus respectivas familias.

Cuando les comuniqué a mi mamá y a mis hermanas la noticia de mi mastectomía descubrí que no estaban de acuerdo con mi decisión, posiblemente como alguna manifestación de su propio temor al cáncer de seno. Opinaron que debía elegir la cirugía conservadora seguida de radioterapia, quizás porque es lo que ellas hubieran elegido como primera alternativa.

Efectivamente, un año después, mi madre eligió cirugía conservadora más radioterapia como el tratamiento para su propio cáncer de seno. Dada su edad avanzada y sus problemas cardíacos, una mastectomía hubiera sido demasiado riesgosa. Me alegra informarles que se recuperó bastante bien y que ya cumplió 92 años de edad. Como ven, este es un buen ejemplo de por qué las decisiones médicas deben basarse sobre la salud general, la edad, el tipo de enfermedad y toda una serie de factores adicionales. De hecho, los tratamientos no vienen en talla única.

A diferencia de mi familia, prácticamente todas mis amistades aquí en Denver aplaudieron mi decisión a favor de una mastectomía y afirmaron enfáticamente que ellas hubieran elegido exactamente lo mismo. La discrepancia me pareció tan curiosa como inquietante. Ansiaba y necesitaba el apoyo y cariño de mi familia. Pero parecía que no podía hacerles entender por qué estaba eligiendo la mastectomía y, a su vez, ellos se mostraban confundidos y, a ratos, hasta fastidiados, por mi aparente calma y optimismo. Después de la operación conocí a algunas otras personas con esa misma actitud, como decepcionadas de que toda mi experiencia no me fuera más traumática.

No quería causar ningún conflicto en mi familia en ese momento. Ya bastantes habíamos tenido el año anterior cuando leyeron el manuscrito de mi única novela *Apart from You*. (El libro fue publicado por Wildside Press en junio del 2000 y la edición modificada fue publicada por Amazon en 2010.)

Varios miembros de mi familia se opusieron de manera violenta a ciertas partes del libro. El conflicto llegó a un tono tan discordante, y me hirió tan profundamente, que hasta hoy me pregunto si mi prolongado dolor emocional tuvo algo que ver con la aparición del cáncer. En otras palabras, creo que la intensidad y la duración de la angustia interna que viví pudo haber disminuido mi resistencia contra la amenaza que se ocultaba en mis genes.

¿Hubo, efectivamente, una relación entre mis sentimientos heridos y el cáncer? Lo más probable es que esa pregunta no tenga respuesta. Y en los años transcurridos desde mi operación, el correr del tiempo junto con muchas ocasiones de intercambio y cálido contacto con mi familia han nublado los penosos recuerdos del inesperado conflicto por mi novela y las decisiones sobre mi salud.

Es desafortunada la familia que no puede superar los detalles y desacuerdos desagradables, aun cuando en su momento hayan sido problemas verdaderamente importantes y no pequeñeces.

Nunca se me pasó por la cabeza no ver a mi mamá y hermanas antes de la operación. El pasaje que compré a último momento me costó $830 —una cifra escandalosa por un vuelo de sólo 75 minutos. Pero lo pagué y me fui de visita el fin de semana del 24 de julio.

Es algo de lo cual nunca me voy a arrepentir. Tratamos muy poco mi enfermedad y cirugía pendiente, por lo cual estuve agradecida. Más bien, conversamos largo sobre otros asuntos (sobre todo, de familia), disfrutamos de muchas comidas reconfortantes y fuimos de paseo.

Casi cada vez que voy a Kansas City, debo incluir una escapada al fabuloso Museo de Arte Nelson–Atkins y al Rozzelle Court, su restaurante en el atrio interior. Este viaje no fue la excepción. Al verme rodeada por la gloria de obras de arte y artefactos de un pasado lejano, fue más fácil distraerme de mi presente y futuro inciertos.

A pesar del dolor constante por la biopsia, y de los momentos solemnes y sosegados que pasaba reflexionando en la bañera todas las mañanas contemplándome el pecho que pronto me faltaría, puedo decir que esta visita me llenó de alegría.

Incluso el clima cooperó. Fui preparada para el característico calor húmedo y brutal de fines de julio del medio oeste. Como crecí en South Bend, Indiana, ya conocía ese calor. Pero durante mi visita pasó una prolongada ola de frío, donde las lluvias nocturnas sobre el tejado de la antigua casa de campo de mi hermana mayor y su esposo fueron sumamente relajantes.

En Monatco, el taller metal–mecánico que administraba mi cuñado Timm Ferguson en Kansas City, Kansas, conversé con sus padres, Glenn y Colleen. Nadie les había explicado aún el motivo de mi corta y sorpresiva visita. Colleen se mostró tan simpática y cariñosa como siempre. Me dio un fuerte abrazo y me felicitó por mi nuevo corte de pelo diciéndome que me hacía ver «más fresca y juvenil». Ese comentario me levantó la moral, que buena falta me hacía.

Me apena que esa fuera la última vez que vi a esa pareja. Colleen falleció de insuficiencia cardíaca a fines de enero del 2001, y su acongojado esposo la siguió unas cuantas semanas después. Y sólo ocho años después falleció de cáncer pulmonar su hijo Timm, el esposo de mi hermana Margot durante 40 años.

¡Ah, lectores! Si algo aman a sus padres y suegros, abrácenlos todas las veces que puedan. Nadie sabe cuándo será la última vez.

Fue justo el 27 de julio, a punto de abordar el avión de regreso a casa, que sentí más que nunca el temor a la muerte. La despedida con mi hermana mayor fue muy dura.

Margot me abrazó con fuerza y yo no podía contener las lágrimas.

—Todo va a salir bien —me dijo—. Vas a ver que sí.

Pero ella también lloraba.

—No estoy tan segura —le respondí.

Y me tuve que ir.

* * * * *

Unos cuantos días después hubo otra reunión social que resultó ser muy simpática.

Desde 1976 doy clases mixtas de acondicionamiento con pesas. Ahora las doy en mi casa, y no en algún local comercial. Hasta hace unos cuantos años, tres de mis alumnas eran Peggy Dinkel y sus hijas Laura Arundel y Vanessa Caniff. Otra hija de Peggy, Julia Dybdahl, también solía asistir a mis clases. El 2 de agosto de 1998 Peggy celebró su cumpleaños número 65 —Vanessa había cumplido 30 el día anterior— para lo cual organizaron una gran parrillada en la casa de Julia a la que fuimos invitados David y yo.

Durante varias horas comimos y reímos celebrando la vida y la familia. Al ver a los niños jugando, me invadió el sentimiento intenso de que, pase lo que le pase a cada persona, la vida sigue igual. El total es mucho más grande que las partes.

Las pocas mujeres en la fiesta a quienes comuniqué la noticia de mi cáncer y operación —faltaban ya sólo nueve días— tomaron la noticia con calma y expresaron su total acuerdo con respecto a la mastectomía sin reconstrucción del seno.

—Tienes razón —afirmaron todas—, es exactamente lo que yo haría en tu lugar.

Eran palabras que me daban la seguridad que necesitaba.

David y yo guardamos fotos maravillosas de ese día, y aún tengo algunas sobre la puerta de la nevera. Le tomé una foto a David jugando con Princess, la perrita negra de los Dybdahl. Y dos de los nietecitos de Peggy, Emily e Ian, se dejaron caer espontáneamente en mi falda para una foto. Era como si yo fuera una tía favorita y no una total desconocida. Cada vez que veo esa foto, la felicidad que irradia de nuestros rostros me sigue transmitiendo otro tipo de seguridad.

Confianza, afecto, cariño, celebración: son constantes universales que sobreviven a cualquier infortunio.

CINCO

Lo que el ojo no volverá a ver

La noche anterior a la mastectomía, David y yo salimos a comprar una cámara Polaroid. No teníamos aún cámara digital y sabíamos que ningún estudio revelaría las fotos que yo quería que David me tomara: fotos de mi cuerpo desnudo, entero por última vez. No sólo quería recuerdos de ese cuerpo, sino pruebas patentes y perdurables de la última imagen completa de mí misma.

En esas fotos no hay indicios de la enfermedad, ni del temor e incertidumbre que sentía.

Las pequeñas fotos simples y granulares de esa sesión nunca podrían ser aceptadas como arte. No hicimos ningún intento por embellecerlas o suavizarlas para crear una imagen diferente de la mujer madura y regordeta que era y sigo siendo. Simplemente me paré ahí sin ropa, en el baño y luego en el pasillo, para que mi esposo y la maravilla tecnológica que sujetaba en sus manos capturaran mi «Antes», el cuerpo que él había conocido y amado por más de treinta años.

Aquella noche ninguno de los dos tenía una idea concreta de cómo se vería o se sentiría mi «Después», o de cómo reaccionaríamos ante los cambios. Por eso, queríamos esas fotos, pruebas de mi propia imagen y vida antes de la intervención.

Más adelante vendrían las fotografías de mi cuerpo después de la operación. De alguna manera, queríamos y sentíamos la necesidad de documentar todo el proceso.

Hay las fotos tomadas la víspera de la cirugía. Hay una del vendaje con el tubo de drenaje y la bomba de succión que tuve puestos durante tres días después de la operación. También hay otras de mi cuerpo libre del vendaje: imágenes impávidas de mi torso desnudo con su larga y roja cicatriz.

Luego, dos años más tarde, tomamos fotos de mi torso ya recuperado, de mi cuerpo con diez libras más de peso, pero otra vez bastante fuerte —y de mi amplia sonrisa, reflejo de una nueva alegría y paz interior.

SEIS

La extirpación y la disposición

Por fin llegó el día de la cirugía. Tuvimos que madrugar, ya que debíamos estar en el hospital, St. Anthony Central, a las 6:00 a.m. Yo estaba soñolienta, pero menos nerviosa que David. Fuimos solos. No había esperado que mis padres o hermanas vinieran a Denver para acompañarme durante el procedimiento, y nuestro hijo y su entonces esposa estaban de viaje.

Debido a todas mis operaciones anteriores, ya conocía los largos procedimientos preoperativos y no me sentía amedrentada. No es agradable que a uno le inserten agujas y tubos, pero nada me dolió más de la cuenta. Todo el personal con el cual tuve contacto esa mañana — admisiones, enfermería preoperativa, preparación quirúrgica, y la misma Dra. Brew — irradiaba confianza y optimismo, lo cual resultó mucho más reconfortante que la seriedad que había anticipado.

Luego de una amorosa y emotiva despedida con David, la enfermera cincuentona que me transportó al quirófano me dijo con toda naturalidad que a ella también le habían hecho una mastectomía. Y ahí estaba, aparentemente intacta después de la experiencia —

trabajando, sonriendo y ayudando a otras personas como ella.

Antes de sucumbir a los efectos de la anestesia, mis últimas palabras a la Dra. Brew fueron: «¡Por favor, esmérese!» De alguna manera, sabía que era exactamente lo que harían ella y su equipo.

Una operación deja una sensación extraña, al menos bajo anestesia general. Es mi experiencia que para el paciente las horas mismas de la cirugía transcurren al igual que una noche de sueño profundo: rápidamente y libre de sueños, como si el tiempo se desvaneciera. Es el despertar lo que se puede tornar desagradable.

Gracias a los analgésicos modernos no se siente mucho dolor en la zona de la incisión. Pero pueden sobrevenir náuseas, dolores de cabeza intensos (ahora se sabe que ocurren por algo tan simple como ser privado de cafeína) y escalofríos incontrolables aun bajo mantas calientes. Por algo se dedica una sala entera y personal especializado a la atención de los pacientes postoperatorios: esas pobres almas que despiertan aliviadas por haber sobrevivido, pero también desorientadas, temblando y con frío.

¿Cuánto tiempo estuve en la sala de recuperación? No lo sé. Desperté nuevamente en una habitación privada con un preocupado David a mi lado. Siguió una larga tarde de náusea intermitente a consecuencia de la morfina intravenosa, pero el problema se solucionó reemplazándola por Demerol. Siguieron períodos de semiconsciencia y somnolencia extrema, y la frustración de sentir que, quizás, las pocas palabras que salían de mi boca eran incomprensibles.

Pero también me sentí muy agradecida cuando uno de mis alumnos de español — Al Miller, enfermero pediatra — se presentó para acompañar y ayudar a David durante esas primeras horas. Su llegada fue una sorpresa muy bienvenida.

Fue Al quien, en un momento dado, se dio cuenta de que no estaba suficientemente hidratada e hizo que me regularan el suero. Tengo un recuerdo entre sueños de Al parado a un lado de mi cama y David al otro, por lo que parecieron horas, ambos pendientes de mi persona, como dos pilares de apoyo.

Cuando se me alivió en algo la náusea y dejé de requerir atención constante, David y Al se enfrascaron en una conversación sobre computadoras, tecnología informática y ciencia ficción — temas favoritos de ambos. Sus voces bajas y calmadas me tranquilizaron. En algún momento escuché que Al le decía a David que había cumplido 45 años el día anterior. Habló sobre sus aspiraciones profesionales y sus esperanzas para un futuro prometedor, y David le deseó mucho éxito. He ahí nuevamente la necesidad de proyectarse hacia el futuro.

La Dra. Brew entró por unos momentos, aparentemente preocupada y algo agitada. Mis violentos y prolongados ataques de náuseas habían alterado la rutina normal que, para nuestro gran asombro, debería haber incluido darme de alta casi inmediatamente. Así es, amigos. La típica HMO (Organización de Manejo de la Salud) acá en Estados Unidos clasifica las mastectomías simples como operaciones ambulatorias. La expectativa es extirparle un seno (o ambos senos) a la paciente, observarla durante unas cuantas horas para descartar complicaciones y enviarla a su casa ese mismo día.

Es sólo debido a las náuseas que pasé la noche en el hospital.

— Mientras tenga vómitos no la pueden dar de alta—, me informó sucintamente la Dra. Brew.

Cuando al fin se me pasaron y pude retener un poco de gelatina, ya era demasiado tarde para dejarme salir, y me aseguraron que la compañía de seguros cubriría el costo adicional de la estadía. ¡Gracias mil, amables y generosos funcionarios de la HMO por permitirme permanecer en el hospital un total de 28 horas!

Después de irse Al, e incluso David (se moría de sueño), llegó otra visita. Esta vez era Laszlo Kovacs, uno de mis alumnos de alemán. A pesar de lo mucho que me complació su visita, creo que no fui muy buena compañía. Era tarde y me sentía agotada, pero Laszlo entendió inmediatamente la situación. No estaba ahí para molestarme, sino para demostrame su preocupación. Me entregó una tarjeta, se sentó un rato a mi lado y me contó sobre su agradable conversación con el personal de enfermería de la estación junto a mi habitación. Me tocó la mano con suavidad, me sonrió, me deseó una pronta mejoría y se fue.

Me quedé sumida en un profundo sueño bajo la manta emocional del cariño de mi esposo y las atenciones afectuosas de dos de mis alumnos más leales y predilectos. Era un presagio de más calidez humana por venir.

Me desperté como nueva, sorprendida de sentirme casi normal y lista para irme a casa. Con la ayuda de David, hasta pude lavarme el cabello en el lavabo y maquillarme un poco. Un nuevo caftán a rayas blancas y azules cubría el grueso vendaje, la bomba de succión con su tubo, y las piernas. Con el brazo izquierdo prácticamente inservible, me fue imposible ponerme las medias de soporte, pero decidí que mis piernas estarían bien hasta que pudiera jalar las medias nuevamente.

Me dieron de alta a eso de las 10:00 a.m. Me tomé un cappuccino en el vestíbulo del hospital, me despedí de la amable enfermera que me acompañó mientras David traía el coche y nos fuimos a casa.

Esa tarde recibí muchas llamadas de mis familiares. De todas partes empezaron a llegar ramo tras ramo de flores: de parientes, alumnos y amigos. Al poco rato, la casa parecía una florería. La mesa del comedor quedó empequeñecida por un enorme y bello arreglo floral, obsequio de Peggy Dinkel y sus hijas. Me sentí conmovida por su hermosura, y por todos los otros regalos, canastas de frutas, tarjetas, llamadas telefónicas y correos electrónicos. Incluso recibí correos de personas que yo no conocía y que sólo conocían a David por correspondencia —en su mayoría, lectores y otros escritores de ciencia ficción a quienes David les había contado de mi operación.

Llegaron tantas tarjetas que las tuve que colgar de un cordel que tendí a lo largo de la chimenea de la sala. Allí se quedaron por varias semanas. Ni en mis sueños más descabellados me había imaginado ser el objeto de tantas manifestaciones de atención y cariño. Diría que eso fue lo que más me ayudó a sanar.

Así que ese fue el primer beneficio del cáncer: descubrir cuánto les importaba yo a otras personas. Fue una revelación asombrosa.

SIETE

Las consecuencias inmediatas

Dormir también es sanar, pero yo no podía conciliar el sueño. No podía saberlo en ese momento, pero el analgésico Darvocet que la Dra. Brew me había recetado estaba sobreestimulando mi peculiar organismo. Después de unas cuantas noches en vela, durmiendo tres o cuatro horas a lo más, me sentía totalmente agotada.

El 14 de agosto fui a ver a la Dra. Brew para que me quitara las vendas, el tubo de drenaje y la bomba de succión. Me ofreció muchas disculpas por el inesperado efecto del Darvocet y me aconsejó que dejara de tomarlo. Supuso que quizás me bastaría algo como Aleve, mi analgésico comercial preferido. Aunque sea difícil de creer debido a la operación que acababa de tener, la doctora tuvo razón.

Además, me tenía información importante basada en el informe de patología del hospital. Efectivamente, mi cáncer había sido multifocal.

Fue después de la mastectomía que se hallaron varias diminutas partículas de cáncer diseminadas por todo el seno que no habían detectado las exploraciones manuales, la mamografía, la ecografía o la biopsia. (En el laboratorio el seno se seccionó en siete láminas, cada una de las cuales fue analizada bajo el microscopio.) Si hubiera elegido un tratamiento más conservador, cualquiera de esas partículas hubiera podido desarrollarse y formar un tumor en el futuro.

Era la prueba confirmando que mi decisión a favor de la mastectomía había sido la correcta. Además, no se hallaron indicios de cáncer en los nódulos linfáticos; es decir, no necesitaba someterme a tratamientos de quimioterapia o radioterapia. En conjunto, estas noticias fueron bienvenidas y tranquilizadoras.

Sólo desearía haber estado en el laboratorio de patología durante la disección del seno. Eso le pareció morboso a David, pero a mí me hubiera fascinado. Si hubiera podido con los cursos de ciencias y matemáticas requeridos, estoy casi segura de que hubiera sido bióloga. Me da mucha alegría de que nuestro hijo esté encaminado a obtener un doctorado en Bioinformática, una novedosa e interesante carrera también conocida como Biología Computarizada que consiste en biología, informática y matemáticas, todo en uno. Siempre he admirado y envidiado las aptitudes matemáticas y científicas de David y Daniel.

Casi no sentí dolor cuando la doctora me sacó el tubo de drenaje y la bomba de succión —aditamentos engorrosos, pero necesarios. Durante este breve procedimiento, me asombró sentir un dolor fantasma al pezón. Podría haber jurado que mi seno seguía en su sitio, como antes de la operación. Pero por supuesto que ya no lo tenía. En su lugar había una limpia cicatriz horizontal de cinco pulgadas de largo. No se veían los puntos porque eran internos y se disolverían con el tiempo. En cada extremo, la piel aparecía abultada, como sobrepuesta. No tengo la menor idea de por qué, pero hasta el día de hoy persisten esos abultamientos.

Arriba de la cicatriz, se podía ver un bulto más grande: mi arremangado músculo pectoral. La Dra. Brew me dijo que nunca había operado a alguien con pectorales tan desarrollados —debidos, obviamente, a 30 años de ejercicios con pesas—, por lo que el músculo le había sido difícil de manipular. Pero creo que debe haber realizado una tarea excelente. Aunque dudo volver a poder realizar empujes en banca con más de 50 libras o realizar arrancones laterales con pesas de más de 15 libras cada una, lo importante es que todavía puedo hacer ejercicios y seguir dando clases de mi apreciado acondicionamiento con pesas.

Por supuesto que ni se me ocurrió entrenar con pesas ese día. Lo principal era que me quitaron el tubo de drenaje y los vendajes, dado que me sentí mucho más libre y cómoda después de eso.

Ver mi nuevo torso fue más interesante que cualquier otra cosa. La Dra. Brew me confió que la mayoría de las mujeres rompen a llorar en ese momento, lamentando la pérdida del seno. Pero yo sólo sonreí con alivio —alivio por haber eliminado el cáncer mediante una operación no muy dolorosa o debilitante. Además, fue una tranquilidad ver que, después de todo, el corte y su cicatriz no eran tan horribles.

Esa tarde salí del consultorio de la Dra. Brew más erguida y con mucho más optimismo que cuando había entrado.

Al día siguiente, después de una noche de sueño reparador, salí a regar las plantas en el jardín de adelante y a conversar con mi vecina Judy Chandler. Se quedó sorprendida de verme afuera atareada a sólo cuatro días de la operación. ¿Y por qué no? Me sentía bien y regar las plantas no era sino otro acto de confirmación de vida. Contemplaba el radiante chorro de agua y las coloridas flores con renovada apreciación y alegría. Estaba en casa. Me sentía bien. Estaba viva.

Esa misma tarde una amiga me llevó al cine y después se quedó en mi casa por más de una hora. Más tarde, al son de una bienvenida lluvia, dormí una siesta. Esa noche David y yo salimos a comer a nuestro restaurante vietnamés favorito, el Saigon Bowl, donde pedimos una deliciosa cena de rollitos de primavera y mariscos en salsa de champiñones negros. Qué alentador era para mí no estar ya confinada en casa.

OCHO

Una pausa para reflexionar — ¿Por qué a mí?

Tuve prohibido alzar objetos que pesaran más de 15 libras durante varias semanas después de la operación, por lo que me fue imposible retomar mi rutina de tutora. Es que en esa época tomaba el autobús para ir a la universidad dos o tres veces por semana llevando de 45 a 50 libras de libros y cuadernos. Con una repleta maleta rodante, un bolsón de lona rebosante y mi bolso de mano, era frecuente que algún pasajero o conductor me preguntara si iba al aeropuerto. Créanme, era todo un arte subir y bajar del autobús con todos esos bultos.

Para llegar al *Mercantile*, el restaurante universitario donde solía dictar mis clases de tutoría, se requiere subir 20 escalones y no hay ascensor. Inmediatamente después de mi operación, resultaba difícil imaginarme cómo iba a trepar por esa escalera otra vez. (Por varios motivos, en su mayoría ajenos a la arquitectura del *Mercantile*, ya no trabajo ahí. Ahora trabajo como tutora desde mi casa por lo menos cinco días a la semana; y en la biblioteca de la Universidad, sólo un día a la semana. David se retiró de su trabajo a tiempo completo como redactor técnico en mayo del 2009 y ahora me puede dejar y recoger de la universidad. Además, ya no necesito cargar con tantos libros como antes. Estos cambios han sido muy favorables, tanto para David como para mi.)

Cuando estaba bien de salud, no me resultaba difícil cargar todos esos libros —era parte de mi trabajo. Con tantos años de ese acarreo y de levantar pesas varias horas a la semana, era una persona muy fuerte. Debo mencionar aquí que poseer una fortaleza física sobresaliente era y todavía es un ingrediente importante de mi autoimagen. La sola idea de perder esa fuerza me asusta mucho más que la pérdida de un seno, o de ambos.

Sin embargo, también creo en obedecer las indicaciones de los médicos. Además, mi cuerpo me decía que sus consejos eran sensatos. No tenía deseos de regresar a trabajar mientras no estuviera lista.

Mi esposo y yo tuvimos la suerte de no tener presiones económicas que me exigieran regresar a trabajar inmediatamente. Por lo tanto, pude relajarme y descansar en casa, dormir cuando me viniera en gana (con mucha más frecuencia de lo que había anticipado), salir cuando me provocara, y trabajar en casa lo que quisiera, esperando el momento oportuno para regresar a la universidad. Antes de esto último, hice un poco de tutoría en casa y algo de supervisión de acondicionamiento con pesas, pero siempre con moderación.

Los quehaceres domésticos ligeros no resultaron ser problema. Pude regar el jardín, lavar los platos, cocinar e incluso lavar la ropa y limpiar los baños casi inmediatamente después de la operación. David hizo todas sus tareas de costumbre: pasar la aspiradora, planchar la ropa, tender la cama, hacer la compra y pagar las cuentas. Además, por supuesto, me ayudaba con lo que yo no podía.

Su comprensivo supervisor le permitió trabajar desde casa por unas semanas.

Es decir, nos las arreglamos bastante bien y me pude dar el lujo de descansar mucho. Así, pude reflexionar sobre este importante paso en mi vida y de lo que realmente me significaba.

Había mucho en qué pensar. Una pregunta importante, aún en gran parte sin respuesta, era: «¿Por qué a mí?» Ciertamente, es una de las primeras preguntas que se hace cualquier mujer con diagnóstico de cáncer de seno.

¿Por qué me dio ese cáncer? ¿Intervino algún factor emocional, quizás asociado a la pena e ira del conflicto con mi familia por la novela? ¿Debía echarle la culpa a mis genes? ¿Tenía que ver con el hecho de vivir desde 1971 en Colorado, un estado con tasas altas de cáncer de seno y de próstata? ¿O era responsable alguna acción (o inacción) de mi parte?

¿Había sido expuesta a demasiado DDT, el insecticida contra mosquitos que se usaba en Mississippi cuando viví ahí? De niña, solía perseguir al camión fumigador para oler la fragancia que dejaba a su paso. ¿Había aspirado cantidades dañinas de vapor de gasolina? Siempre me ha gustado ese olor también. ¿Me había acercado demasiadas veces al horno microondas? ¿Había comido demasiadas grasas? ¿Había tomado suplementos dietéticos equivocados, excesivos o insuficientes?

Todo eso me parecía un acertijo gigante. Y aun cuando estaba decidida a sobreponerme, me quedaba alguna ira de haber salido elegida con cáncer. Sabía que tenía que enfrentármele directamente para derrotarla.

Mucha gente se sorprendió al enterarse de mi cáncer debido a que, cualquiera que me conoce, sabe que por la mayor parte de mi vida he tratado en lo posible de mantenerme saludable y en forma.

De niña, era delgada y activa, acostumbrada a correr, nadar, trepar árboles y patinar. De adolescente, me encantaban las clases de gimnasia con sus ejercicios calisténicos, como flexiones abdominales, planchas y saltos en el sitio. Desde los veinte hasta los cuarenta, me dediqué al baile moderno, natación, ciclismo, ráquetbol, caminatas y a enseñar hasta 24 clases semanales de acondicionamiento con pesas. Y después de todo ese ejercicio, seguía entrenando por mi cuenta. Hasta bien entrada en los 40, con una altura de 5 pies, 9 pulgadas (ahora mido 5 pies, 8 pulgadas), pesaba sólo 130 libras con menos de 15% de grasa corporal. Cuando más fuerza he tenido, podía realizar empujes en banca y sentadillas con casi 100 libras, y arrancones laterales con 35 libras en cada mano.

Las frutas y las verduras siempre han estado entre mis comidas favoritas. Cuando yo era niña, mi madre siempre podía contar conmigo para terminar de comer las ensaladas, y en la cafetería de la escuela a menudo pedía porciones dobles de verduras. A los veinte años, fumé algunos cigarrillos, pero pronto decidí que no eran para mí. Solía beber con moderación, pero nunca me ha gustado embriagarme. Nunca he sentido atracción por las drogas que alteran la percepción.

Aun hoy, años después de concluida esa etapa como instructora a tiempo completo de acondicionamiento con pesas, mi dieta es baja en grasas y comida chatarra. Nunca consumo carne de res y rara vez como papas fritas, pizzas o helado. No fumo. Hace más de veinte años que dejé las bebidas alcohólicas. Nunca he recibido terapia de restitución hormonal. Buena parte de nuestro presupuesto mensual se destina a vitaminas, minerales y otros suplementos dietéticos.

En resumen, durante la mayor parte de mi vida he sido un modelo de hábitos saludables. Estoy segura de que, más de una vez, mi fanatismo debe haber sacado de quicio a muchos. Por lo que queda la pregunta: ¿Por qué me dio cáncer?

Quizás esa pregunta nunca tenga respuesta. Quizás no se puede responder. Por lo tanto, después de un tiempo dejé de hacérmela, ya que lo único que conseguía era irritarme y deprimirme. Pronto quedó en la misma categoría de por qué a la gente siquiera le tienen que ocurrir tragedias en general. ¿Por qué nace un bebé con defectos, y otro no? ¿Por qué arrasa un tornado con una casa y deja intacta la del vecino? ¿Por qué un chofer arriba al mismo lugar e instante que un camionero dormido al volante? Y así sucesivamente.

En ocasiones, la respuesta al porqué nos ocurren tragedias a nosotros y a nuestros seres amados es clara, pero la mayoría de las veces no lo es. En ese caso, por nuestra propia cordura y la felicidad de los demás, todo lo que podemos hacer es aceptar lo que nos ha deparado el Destino y salir adelante a como dé lugar.

NUEVE

Mirando hacia adelante

Me tomó largo tiempo expresar con palabras dos beneficios estrechamente relacionados con mi cáncer, pero finalmente lo pude hacer. Esta enfermedad, que surgió de manera tan inesperada y de la que me creía protegida, me liberó de la ilusión de tener el control exclusivo de mi salud. Esta liberación me permite vivir con una actitud mucho más racional y ecuánime hacia las enfermedades y la salud.

Dada mi historia médica, puede que les parezca extraño que pudiera haberme imaginado tener el control sobre mi salud. Por lo tanto, debo explicarme.

Según mi manera de pensar, mis problemas de salud se pueden dividir en dos categorías definidas: un primer grupo que sólo me ha causado frustraciones; y un segundo, que de veras me inquieta.

Dentro del primer grupo están lo que llamo fallas mecánicas: pies débiles y malformados, dientes torcidos, problemas con las rodillas y espalda, y venas deficientes. Incluso mi histerectomía encaja en este grupo, ya que se me hizo como control de natalidad permanente y no para combatir una enfermedad. Para cada uno de los problemas anteriores he podido encontrar un remedio eficaz, casi siempre quirúrgico.

El segundo grupo de problemas de salud —el que más me preocupa— incluye el cáncer de seno, niveles crónicamente altos de colesterol y triglicerios, y glaucoma. Además, en los últimos años, he contraído osteoporosis y prediabetes. Felizmente, mediante una dieta adecuada, medicamentos y ejercicio, he podido mejorar todo lo anterior y salir de la zona de peligro. Pero nunca dejo de hacerme exámenes físicos periódicos, análisis de sangre y pruebas de densitometría ósea, así como exámenes oftalmológicos y dentales dos veces al año.

Es obvio por qué los problemas del segundo grupo son más inquietantes: tienen el potencial de causar discapacidades, ceguera e, incluso, la muerte. Por lo que no deja de preocuparme que estos problemas volverán a empeorar no obstante mis esfuerzos por combatirlos.

Parte de esa preocupación se debe a la historia médica de mis padres y abuelos. La larga lista y diversidad de sus achaques incluyen presión arterial elevada, colesterol alto, diabetes, enfermedades cardíacas, osteoporosis, artritis, derrames y enfermedad de Alzheimer.

Mis cinco hermanas y yo nos preguntamos qué rol viene desempeñando esta herencia en nuestra salud. Asimismo, nos preocupa lo que nos espera en la vejez. Dado que nuestra madre y yo hemos tenido cáncer de seno, mis hermanas (todas mujeres maduras) deben ahora tener presente este tipo de cáncer en dos parientes cercanas como otro factor de riesgo significativo. Espero que todas estén teniendo la precaución de mantenerse al día con sus exploraciones mamarias y mamografías de rutina.

Es obvio que, hasta ahora, mi problema más grave de salud ha sido el cáncer de seno y es obvio por qué me causó tanta ansiedad. Pero también fue el que más confusión y resentimiento me creó.

Antes de mi experiencia con este cáncer, me había preocupado mucho por el cáncer de piel. Soy de tez muy blanca y el intenso sol de Colorado no perdona los cutis como el de David y el mío. (David y nuestro hijo son pelirrojos.) David y yo hemos tenido que visitar al dermatólogo en muchas ocasiones para tratarnos todo una gama de lesiones a la piel y David ha tenido tres episodios de cáncer de piel, tanto de carcinomas epidermoides como basocelulares. Ahora hacemos lo posible para protegernos del sol: usamos bloqueador, sombreros de ala ancha y mangas largas. Hace décadas que renunciamos a la imprudencia del bronceado perfecto.

Sin embargo, antes de 1998 ningún cáncer interno aparecía en mi radar de salud. Parte del problema se debía al desconocimiento de algunos detalles cruciales de la historia médica de mi familia. Fue solamente después de la mastectomía que mi padre me contó que en su familia se habían dado varios casos de cáncer.

Quizás si hubiera tenido toda esa información con anterioridad, el descubrimiento de mi propio cáncer no me hubiera causado tanta sorpresa. O quizás me hubiera sentido igual de sorprendida, confundida y furiosa como al principio de todo el proceso.

Analizando en retrospectiva ese viaje psicológico, la mejor manera para describir mi estado mental pre–1998, esas anteojeras que llevaba puestas, es que me había dejado llevar por la exageración de los beneficios que proclama la industria alternativa de la salud.

Junto con millones de otros estadounidenses, me había creído las afirmaciones de los fervientes promotores de tal o cual tipo de ejercicio, dieta milagrosa y suplemento protector. Para mi detrimento, estaba convencida de que si hacía los ejercicios correctos, consumía alimentos beneficiosos y evitaba los dañinos, bebía infusiones herbales, tomaba vitaminas y otros suplementos, y mantenía una actitud positiva, iba a proteger permanentemente a mi cuerpo contra las enfermedades mortales. Estaba convencida de que podía e iba a vivir hasta una avanzada edad, llena de energía y vigor hasta el final.

Por supuesto que aún espero que se cumpla la parte de vivir una larga vida. Y, claro, aún hago ejercicios y trato de comer sano. Disfruto de toda clase de infusiones y consumo muchos suplementos dietéticos. Algunos, como el calcio, la luteína y las vitaminas C y D3, los tomo en caso de no tenerlos mis alimentos. Tomo otros por los claros beneficios que me reportan: cohosh negro (*cimicifuga racemosa*) y vitex (*vitex agnus–castus*) para controlar los sofocos; glucosamina, condroitina y miristoleato de cetilo y boswellia para aliviar los dolores que solía tener en la rodilla izquierda y mano derecha debidos a mi leve osteoartritis; y picnogenol, porque además de ser un potente antioxidante, ayuda a mantener la apariencia juvenil de mi piel.

Pero, felizmente, ya me quité de la cabeza la falsa ilusión de que las enfermedades mortales nunca se atreverían a tocarme por ser yo la Sra. Puntillosa: la entusiasta fanática anti-cigarrillos y pro-brócoli-pesas-suplementos dietéticos.

He aquí la valiosa lección que he aprendido.

Si cree que su salud está totalmente bajo su control, lo lógico es entonces que deba aceptar total responsabilidad por todos sus problemas de salud. Pero esa actitud es absurda, así como emocionalmente perjudicial. Si usted realmente piensa así y luego contrae una enfermedad grave, siempre se va a ver torturado por la pregunta: «¿Dónde fallé para que me sucediera esto?»

Por otra parte, si cree en los portadores externos de desgracias, tales como un Dios iracundo, espíritus diabólicos o maldiciones, podría preguntarse: «¿Qué hice para merecer esto?», dándole vueltas y más vueltas al asunto buscando emparejar su dolor con algún pecado o traspiés anterior, real o imaginario.

Ambos casos terminan en confusión, culpa y depresión, que ciertamente no promueven la curación.

La triste realidad es que, usualmente, las fallas genéticas, los peligros medioambientales y el azar están fuera de nuestras manos. Lo único que nos queda es vivir cada día de la mejor manera posible: comer sano, hacer ejercicios habitualmente, conducir con cuidado, eliminar los peligros en nuestros hogares y autos, abrochar el cinturón de seguridad, usar casco protector, no fumar, beber con moderación, no tomar mucho sol, no desafiar a la suerte, y esperar lo mejor. Y si, a pesar de todo, contraemos una enfermedad grave o nos ocurre un accidente, debemos mantener al mínimo los cuestionamientos y las recriminaciones personales.

Les contaré a continuación la conmovedora experiencia que me enrumbó hacia esa filosofía.

A principios de 1986, cuando por un breve tiempo albergué la idea de ser fisioterapeuta, trabajaba de voluntaria en el departamento de fisioterapia del Hospital Porter de Denver. Esas horas eran requisito para el programa de prefisioterapia de la Universidad Estatal Metropolitana de Denver.

¿Fue como prueba de selección temprana que me asignaron a la unidad de derrames cerebrales? No lo sé. Sólo recuerdo que el trabajo era riguroso y en extremo deprimente. Pronto descubrí que no tengo pasta de fisioterapeuta.

No podía soportar la tragedia de las terribles alteraciones sufridas en el cuerpo y mente de aquellos pacientes. Observar su impotencia física y sus capacidades mentales casi desvanecidas era como ver un infierno en vida. No podía verme atrapada en un cuerpo así y no podía imaginarme cómo los terapeutas, enfermeros y médicos podían lidiar a diario con esos pacientes.

Pero una terapeuta me dio un sabio consejo, que he atesorado desde entonces. Cuando le pregunté cómo se enfrentaba a los aspectos deprimentes de su trabajo, me respondió: «No ahondamos en lo que el paciente era antes, sino en lo que puede llegar a ser a partir de hoy.»

Esas palabras resumen mi actual filosofía de la vida. Por más tragedias que nos ocurran, por más pérdidas que suframos, por más dolor físico o emocional que soportemos, debemos siempre seguir adelante, lidiando en lo posible con la nueva realidad. Ya que más allá del dolor, a lo largo del camino de la vida, puede que hallemos otras satisfacciones: nuevas percepciones de nosotros y los demás, nuevos caminos en la vida por explorar y nueva felicidad por descubrir.

DIEZ

Los reveses y las soluciones

Después de la operación, mi prioridad inmediata era sanar y restablecerme lo suficiente como para regresar a trabajar y levantar pesas. Como no necesité quimioterapia ni radioterapia, y como la cirugía fue relativamente simple, al principio me pareció estar en vías de una recuperación rápida y me sentía muy optimista con mi progreso.

Eso fue antes de empezar a presentar edema en el lugar de la incisión por acumulación de líquido. La hinchazón me incomodaba tanto que tuve que ir al consultorio de la Dra. Brew varias veces para que aspirara el líquido con una jeringa diseñada para extraer grandes volúmenes con una aguja muy larga.

Voy a prescindir de los detalles de lo que sentía cuando me hurgaban el pecho con esa aguja tan impresionante. Basta con decir que no fue nada divertido.

Cuando pregunté por la causa del edema (con la esperanza de poder tomar medidas para evitar su recurrencia), la única respuesta que obtuve fue: «No sabemos. A algunas mujeres les pasa, y a otras no.»

Está bien —pensé—. *Una vez más no me queda otra alternativa que aceptar mi suerte.*

Con el torso todavía adolorido, me puse a trabajar con ahínco para incrementar la movilidad del hombro izquierdo. Para mi esto era importante, ya que temía la pérdida permanente de flexibilidad si no lograba pronto estirar el brazo hasta el costado de la cabeza. Me pasé más de una noche parada frente al espejo del baño mirándome de frente y de lado mientras levantaba el brazo lo más alto posible, tratando de colocarlo junto a la oreja. Cuando podía tolerar el dolor, usaba la pared como abrazadera, apoyándome sobre ella con fuerza para forzarme a levantar el brazo izquierdo, decidida a que funcionara tan bien como antes.

Esa meta parecía cercana cuando, a los cinco meses y medio de la operación, sufrí un gran revés. En la mañana del 1ro de febrero de 1999, al cruzar de la parada de autobuses de la Avenida Colfax con Mariposa al recinto universitario de Auraria, me caí aparatosamente sobre el hombro izquierdo en el medio de la Colfax.

No había mucho hielo en la calle esa mañana. Creo que simplemente se me enredaron los pies, quizás enganchándose la punta de una de las pesadas botas de invierno con algún desnivel del pavimento. En realidad, no interesa la causa del accidente. Son sus consecuencias con las que tendría que lidiar por mucho tiempo.

Felizmente, me pude poner rápidamente de pie, recoger mis libros y bolso, y cruzar la calle para evitar que me atropellara algún conductor distraído. Luego, determiné que no tenía lesiones en el pecho. El dolor casi imperceptible en el hombro izquierdo fue el único precursor de lo malo por venir. Aunque no lo sabía en ese momento, me había lesionado el manguito del ligamento rotador. Aunque hubiera podido definir esa lesión específica, nunca me hubiera podido imaginar el dolor que me iba a causar en el futuro esa única caída que, felizmente, la amortiguó mi abrigo.

Siguieron más de dos años de un dolor crónico que sólo parecía disminuir muy lentamente: un dolor abrasador, debilitante y deprimente, mucho peor que el de la mastectomía. Quizás una operación hubiera sido la solución; no lo sé. Ninguno de los dos médicos con los que consulté me lo sugirió. Más bien, el tratamiento consistió en reposo, analgésicos, una inyección de cortisona y algunos ejercicios específicos. Nada parecía aliviar el problema. Hasta el día de hoy, mi hombro izquierdo no ha recobrado su anterior flexibilidad y fuerza, y aún me incomodan ciertos movimientos y posiciones. Es imposible predecir si algún día se va a recuperar por completo.

Después de la caída, pasé más de una noche en vela buscando una posición cómoda, preguntándome cuánto duraría la tortura y si mi pobre lado izquierdo terminaría en algo parecido a lo normal.

Uno de los aspectos más negativos de esta experiencia fue no poder voltearme hacia David en la cama y apoyar mi cabeza sobre su hombro derecho. Esa es nuestra posición nocturna de confort para recuperar nuestra energía emocional. No poder colocarme así era otro tipo de tortura. A veces me dolía tanto el hombro que ni siquiera nos podíamos tomar de la mano en la cama. Quedé reducida a tratar de encontrar una posición tolerable para el brazo, una posición que me permitiera dormir.

Esta es una lección —solía decirme a mí misma— *una lección en paciencia.* Cerraba los ojos y me imaginaba estar libre de mi cuerpo lastimado y de mi dolor. Una vez más era la niña encantada de mis sueños de antaño: sueños donde me veía feliz, flotando boca abajo en posición horizontal, a cinco o seis pies sobre el suelo. Sólo entonces —y, a veces, con la necesaria ayuda de dosis altas de remedios para resfriados o de varias cápsulas de valeriana— lograba conciliar el sueño.

Finalmente triunfó la paciencia. Cuál fue el momento exacto en que ocurrió, no les sabría precisar. Pero un buen día me di cuenta de que el dolor prácticamente había desaparecido, tanto el del hombro como el del pecho.

¿Son así todas las convalecencias? Un día uno piensa que ese dolor físico o emocional va a ser compañero de por vida. Al día siguiente, llama la atención su ausencia y un bienvenido alivio lo sustituye.

Puede ser que les interese cómo se ve y siente mi torso hoy. La larga y lisa cicatriz, cuyo color se ha diluido a un rosa pálido, ya no me duele. Pero tomo menos cafeína que antes; si no, toda la zona se me pone más sensible. Justo debajo de la zona donde estaba el pezón, la piel está ahora más delgada y al empujarla siento las costillas. Encima de esa zona se advierte el bulto de mi arremangado músculo pectoral que no ha cambiado de apariencia desde la operación.

Ahora puedo hacer todos los ejercicios de antes, sólo que con menos peso. También tengo cuidado en no levantar mucho los brazos al usar la máquina para aducciones laterales o en no bajarlos demasiado al hacer arrancones laterales con pesas para evitar la molestia que siento al estirarse la cicatriz.

Algo que representa mucho para mi, tanto física como emocionalmente, es que David me puede nuevamente dar masajes a los músculos del pecho, sólo que en el lado izquierdo con mucho más suavidad que antes. David es la dulzura personificada: todas las mañanas me prepara té, pan tostado, frutas frescas y más. Aparte de su rutina de ayudar por lo menos con la mitad de los quehaceres domésticos, siempre está dispuesto a hacer mandados, por más tiempo que le tomen, con tal de simplificarme la vida. Todos los días me abraza, me besa y me dice cuánto me quiere. Y los domingos por las mañanas me da un largo masaje en la cama.

Para ambos nos fue duro y triste prescindir de esas caricias los meses en los que mi condición no las permitió. Por supuesto que se sentía nervioso al tocar el lugar de la incisión, pero le aseguré que estaría bien, siempre y cuando tuviera cuidado. Ahora los domingos disfrutamos de una nueva rutina, suave y muy especial, y mis músculos cansados de tanto ejercicio se benefician otra vez con este tratamiento semanal tan relajador.

ONCE

La autocompasión personificada — Poniéndolo todo en perspectiva

En el período entre la penosa experiencia con la aspiración torácica y la molesta lesión al hombro, me sentía optimista y bien en general. Por lo que cinco semanas después de la operación, decidí regresar a trabajar al recinto universitario de Auraria.

Todavía sentía el torso demasiado sensible como para usar prótesis y sostén para mastectomía. En realidad, no los obtuve sino hasta dos años después. En su lugar, me las arreglé con un sostén deportivo, de esos elásticos que usan las jóvenes agraciadas y seguras de sí mismas en las clases aeróbicas. Me daba alivio al pecho y me agradaba su alegre color rosado.

Me sentía un poco cohibida por la concavidad en el lado izquierdo del pecho en contraste con el lado derecho, pero decidí que eso era ridículo. Me estaba recuperando de una operación y si alguien pensaba que se me veía rara, qué pena. Podían mirar y concluir todo lo que quisieran. Para cualquiera con medio cerebro, lo que me había ocurrido sería obvio.

Así que, para reemplazar el pesado maletín de cuero donde solía llevar mis libros, me compré una maleta con ruedas y una bolsa para colgar al hombro a fin de eliminar toda presión sobre mi lado izquierdo. Y salí rumbo a la universidad.

Esa mañana del 14 de septiembre el viaje en autobús resultó ser más cansador de lo que había anticipado. La maleta me pesaba demasiado como para subirla por la larga escalera del restaurante *Mercantile* y terminé arrastrándola por los peldaños, atrayendo la mirada curiosa de algunos estudiantes. Pero logré llegar a mi mesa de costumbre y dar una jornada completa de tutoría. Todos parecían encantados de verme, y yo me sentía feliz de por fin haber regresado a trabajar.

No sorprende que esa noche sintiera la cama más mullida que de costumbre. Sin embargo, a la mañana siguiente me levanté temprano para ir nuevamente a la universidad. Estaba decidida a seguir adelante, ocupada y sanando.

* * * * *

Al poco tiempo de regresar a trabajar, me enteré de una función provocativa: un té para sobrevivientes de cáncer de seno. Por motivos que se harán aparentes más adelante, no nombraré al auspiciador, el lugar ni la fecha exacta.

Como nunca antes había asistido a una función de esa índole, no tenía una idea concreta de qué esperar. Anticipaba una especie de reunión con té y golosinas. Una mujer declamaría poemas sobre su cáncer de seno y supervivencia, pero yo supuse que también habría tiempo para conversar. Tenía curiosidad por conocer a otras mujeres en mi situación: qué edades tendrían, cómo se verían y cómo se comportarían. Así que añadí mi nombre a la lista de invitados.

Cuando llegué —un poco más tarde que las demás, me avergüenza decirlo— me di cuenta de no estar tan bien vestida como el resto. *Ay, bueno* —pensé—. *Mejor menos que más, es lo que siempre dicen.*

Me llevaron a un extremo de una larga mesa, cerca de la oradora: una mujer flaca, de pecho liso, cabello corto y traje gris. Me parece que se molestó cuando interrumpí el comienzo de lo que yo comencé a sospechar iba a ser una ceremonia solemne más que una celebración de supervivencia, pero le sonreí a ella y a la concurrencia. La mayoría de las otras mujeres parecían de mi edad y ninguna lucía deprimida. Unas luces tenues, loza fina y flores en abundancia contribuían a un ambiente armonioso y placentero. Los provocativos emparedados y dulces que me brindó una joven mesera me abrieron el apetito.

Una segunda joven, muy seria, me colocó una rosa de tallo largo junto a mi plato, con una delicadeza tan exagerada que casi suelto la carcajada. Me provocaba decirle: «No te preocupes, hijita. ¡No se va a romper, ni yo tampoco!» Pero por supuesto que me limité a darle las gracias, le balbuceé un saludo a mi rubia y risueña vecina a mi izquierda y me puse a escuchar.

La oradora–poetisa, a la que sólo puedo describir como sobreviviente profesional de cáncer de seno, permanecerá en el anonimato —así como su marido, quien aparentemente la acompaña de buena gana a todas partes para que ella lea sus poemas fúnebres sobre la tragedia de haber sido azotada por esta terrible enfermedad. Los poemas, sin excepción, versaban sobre una amplia gama de dolores, y todos, sin excepción, fueron leídos sin un ápice de humor. En conjunto, fue el despliegue más descarado de autocompasión desenfrenada que podía haberme imaginado.

Al principio, me quedé paralizada de asombro. ¿No había palabras que representaran lo que yo había estado sintiendo estas últimas semanas? ¿No había palabras para expresar la alegría de la supervivencia, la nueva apreciación por el mundo a nuestro alrededor, la gratitud hacia el amor y cariño recibidos? Todas sus palabras fueron sobre ruina y calamidad, sobre pérdidas, incluso sobre la necesidad de esconder su nuevo cuerpo de su nietecita.

Este último detalle me fastidió sobremanera. *¡Reconozca la inteligencia de la niña!* —pensé—. *¿Por qué no dejarla verle el pecho si se presentara la ocasión en el transcurso del día? ¿Qué le hace pensar que por la ausencia de senos ha de amar menos a su abuelita?*

Esta reacción se basó en mis repetidas observaciones de niños y sus interacciones con adultos menos que perfectos. Es mi experiencia que, por lo general, la capacidad del niño para aceptar las diferencias físicas es mucho mayor que la del adulto. La mayoría de los niños aceptan sin reparo esas diferencias una vez que todas sus preguntas han sido respondidas de manera clara y veraz.

Recuerdo la reacción ecuánime de mi propio hijo cuando, a la edad de cinco años, me preguntó por qué no tenía hermanitos. Le contesté que era porque yo ya no podía tener bebés. Por supuesto que quería saber el motivo, así que le expliqué que me habían hecho una histerectomía cuando él tenía un año, la cual fue necesaria para proteger la salud de mis piernas. Para ilustrarle lo que es una histerectomía hice un diagrama de los órganos femeninos internos señalándole el que habían sacado de mi cuerpo, recalcando que el bebé crece en el útero. No hay bebé sin útero.

Daniel aceptó la explicación con toda naturalidad. No hubo necesidad de elaborar acerca de los pajaritos y las abejitas; no había preguntado sobre sexo. Todo lo que quería saber era por qué no tenía hermanitos. Así que le respondí utilizando un lenguaje claro, un dibujo simple y la terminología adecuada. Ya entonces era evidente su marcado interés por la ciencia y la salud, y me pareció que no había necesidad de ser condescendiente.

Poco tiempo después, su maestra de kindergarten me contó que, durante una conversación sobre familias y hermanos, Daniel le informó a toda la clase que él era hijo único porque su mamá no podía tener más bebés, añadiendo sin demora que esto se debía a una histerectomía, una operación para sacar el útero. Fin de la historia. Me imagino que pensó que todos sabían lo que era un útero.

¿Por qué no se reacciona igual ante la pérdida de otras partes corporales? ¿Qué tienen de distinto los senos?

Cuando yo era niña, se me informó de manera directa por qué a mi tía abuela Helen le faltaba un dedo. De adolescente, se había caído sobre una botella rota, se cortó terriblemente la mano y hubo que amputarle el dedo.

De más grande, conocí a otros adultos que habían perdido dedos, ojos y hasta extremidades, en toda clase de accidentes. Más adelante, vi a personas cuyas madres habían tomado Talidomida y que habían nacido con brazos cortos y deformes o con manos parcialmente formadas.

¿Acaso me horroricé o me quedé traumatizada emocionalmente? No. En la mayoría de los casos reaccioné con una mezcla de curiosidad, compasión y admiración por el coraje y optimismo con que todos, casi sin excepción, enfrentaban su situación: vívidos ejemplos de valor. Fueron lecciones en cómo aceptar las diversas apariencias personales.

He aprendido que no todos podemos ser completos, así como no todos podemos ser delgados, altos, ricos, inteligentes o agraciados. Por consiguiente, tenemos que aceptar esas diferencias, tanto en nosotros mismos como en los demás, y descubrir por debajo del físico el interior de la persona.

Si de niña hubiera conocido a alguna mujer que hubiera perdido los senos, pero sobrevivido aceptando su nueva apariencia, me gustaría pensar que a ella también le hubiera extendido mi aceptación y admiración. El caso es que tenía más de treinta años cuando conocí a la primera mujer que me reveló que había tenido una mastectomía doble. En esa época daba clases de acondicionamiento con pesas en el *Westhills Racquet Club* (hoy, *The Point Athletic Club*) en Lakewood, Colorado. La mujer era una de mis alumnas.

—Lo siento, no puedo bajar los brazos hasta ahí —me dijo después de mostrarle cómo realizar un arrancón lateral con pesas—. He tenido una mastecomía radical bilateral y mi pecho ya no se puede estirar tanto. No detecté rastro de autocompasión en sus ojos o voz. Simplemente le pareció que yo debía conocer sus limitaciones.

—Está bien —le respondí—, escuche a su cuerpo y haga lo mejor que pueda.

En ese entonces, no tenía manera de comprender lo que ella sentía. Pero por supuesto que estaba dispuesta a aceptar la situación. ¿Y por qué no? Muchos de mis alumnos tenían limitaciones físicas, y estaba acostumbrada a escuchar explicaciones de por qué no podían realizar ciertos ejercicios con forma y peso ideales.

Algunos de mis alumnos eran atletas realmente increíbles: esquiadores, nadadores, patinadores, caminantes, mochileros, expertos en artes marciales, tenistas, raquetbolistas, alpinistas e incluso un ex–gimnasta. Me obligaba a hacer acopio de todos mis conocimientos e imaginación para diseñar programas de acondicionamiento con pesas, calistenia y flexibilidad para mantener activo y entretenido a este grupo con tan buen físico.

Pero no todos mis alumnos eran jóvenes y fuertes. Algunos padecían de artritis o de dolores a las rodillas. A otros les fastidiaba la espalda. Algunos presentaban condiciones de cuidado en los hombros o en los codos que todavía tenían que atender. Unos cuantos tenían escoliosis, es decir, curvatura lateral de la columna vertebral. La escoliosis de una joven era tan marcada que había tenido una operación para introducirle dos varas metálicas a ambos lados de la columna a fin de enderezársela. Con el visto bueno de su médico, se matriculó en mis clases con el cuerpo aún enyesado. Un hombre, totalmente sordo, asistía a clases con su intérprete, que feliz hacía los ejercicios junto con él. Y en distintas ocasiones, le di clases personales a dos mujeres con parálisis cerebral.

Por tanto, no me iba a desconcertar una mujer cuyo pecho era más liso que el mío y cuya única limitación parecía ser no poder abrir los brazos con tanta amplitud como el resto de la clase. Lo que contaba era que estaba ahí, esforzándose por ponerse más sana, fuerte y flexible. Y yo sabía que, como siempre, mi trabajo consistía en ayudarla en lo posible a alcanzar esas metas.

Poco menos de dos décadas después, frente a esa larga mesa, rodeada de otras veinte sobrevivientes de cáncer, finalmente comprendí algo de lo que aquella alumna había sentido y querido decir. Su lección para mi, y para cualquier otro que la hubiera observado, fue que para seguir adelante con la vida, el *valor* es lo principal, el elemento esencial.

Primero debe venir la aceptación del suceso, luego el valor para avanzar y, finalmente, la acción.

La opción poco atractiva es permanecer atascado de por vida en un pantano de temor y autocompasión. Esto es completamente natural al principio de cualquier prueba, ya sea por enfermedad, accidente, el fallecimiento de un ser amado o una crisis económica. ¿Pero quién desea quedarse en un lugar tan deprimente?

Bueno, me imagino que algunas personas así lo desean, como la oradora del té.

¿A qué se debe esto? ¿Es porque estas personas son tan egocéntricas que nunca más podrán percatarse de los problemas de los demás? ¿Es porque esa experiencia negativa las ha hecho sentirse tan únicas y mimadas que no soportan la idea de renunciar a toda esa atención? ¿Es porque su propio desastre personal es el acontecimiento más trágico de sus vidas y no soportan la idea de regresar a su aburrida situación anterior de «estoy bien, gracias»?

La verdad es que no lo sé, ya que la actitud que irradiaba la solemne oradora era, y es, tan distinta de la mía.

Mientras la mujer leía sus poemas, me puse a observar los rostros de las demás personas en el salón tratando de leer sus pensamientos. ¿Había otras tan críticas como yo? ¿Estaban otras tentadas a saltar de sus asientos para ofrecer otra perspectiva? Bueno, ¿y la mujer a mi lado que se veía tan atlética y alegre, qué? ¡Seguro que *ella* no compartía esta filosofía de melancolía perpetua! Pero era imposible adivinar su reacción o la del resto. Nos limitamos a quedarnos sentadas, comiendo y bebiendo, y escuchando cortésmente.

Mucho antes de que la mujer terminara su lectura, obviamente esperando una cálida ola de compasión y admiración por parte del público, yo sentía ganas de pararme y gritar: «¡Por favor, mujer, ponga su situación en perspectiva! No ha perdido a su hijo o a su esposo. No ha perdido un brazo, una pierna, o su capacidad para caminar, ver u oír. La enfermedad de Alzheimer no le ha robado sus facultades mentales. Ha perdido los senos, algo decididamente no funcional a estas alturas de su vida. Y es obvio que su esposo aún la ama. Entonces, ¿podría por favor ir a comprarse unas buenas prótesis y *adaptarse*?»

Me provocaba también tirar sobre la mesa unos de mis folletos e invitar a cualquiera en el grupo con el deseo de seguir adelante con su vida a que me acompañara a entrenar con pesas en el gimnasio del sótano de mi casa. Pero por supuesto que no hice nada de esto.

Más bien, al disolverse el grupo le ofrecí una sonrisa a la oradora y me despedí, diciéndole que me iba porque tenía que dar una clase de acondicionamiento con pesas esa tarde.

Se le vió más que desconcertada.

—¿Hace cuánto que fue su mastectomía? —me preguntó.

—Ah, hace unos cuantos meses —le respondí—. Pero ya estoy bien, de regreso a mi rutina de trabajo y ejercicios.

Su sorpresa pareció tornarse sutilmente en enojo.

—Tenga cuidado —me advirtió—. Mucho ejercicio muy pronto puede causar inflamación permanente.

Mmm —pensé—. *Si fuera cierto, ¿por qué no me lo mencionó la Dra. Brew?* Más bien, me había animado a entrenar todo lo que pudiera o tuviera, sin sobreextender los pectorales y descansando lo necesario. Todas esas recomendaciones encajaban perfectamente con lo que mi cuerpo me decía. Así que no estaba dispuesta a escuchar los amargos consejos de una extraña. Dejar de hacer ejercicios era su decisión. Peor para ella.

Salí del edificio aliviada de dejar atrás una atmósfera tan negativa. De lo que el resto habló cuando salí, no tengo la menor idea.

Durante los días siguientes, me sentí un poco culpable. ¿Estaba siendo demasiado dura y cruel con esa mujer? Después de todo, era obvio que su tratamiento había sido más complicado que mi mastectomía simple, sin quimioterapia ni radioterapia. Ella estaba usando incómodas mangas de compresión para controlar la hinchazón en los brazos y había perdido los dos senos. ¿Era eso peor, más triste o más traumático que perder sólo uno? ¿Acaso se le habría prohibido hacer ejercicios? ¿Quién era yo para juzgarla con tanta severidad?

No, decidí finalmente, no tenía por qué sentirme culpable. Quizás ella *había* sufrido más que yo, quizás mucho más. Pero eso sucede con muchas personas por todo el mundo. Conozco a más de uno que ha sufrido duros abusos, lesiones, enfermedades, pérdidas o reveses de fortuna y que, sin embargo, sobrellevan su carga estoicamente adaptándose a las circunstancias. Me daba lástima el dolor de la mujer, al igual que me da lástima el dolor de muchos otros. Pero lo que no podía soportar era su halo de autocompasión permanente, de nostalgia continua por lo perdido.

Pérdida. Así llamamos a la renuncia de algo que apreciamos. Como mujer, no me puedo imaginar preferir no tener senos a tener dos senos saludables, pero definitivamente yo quería eliminar el enfermo. Para mí, no fue tanto una pérdida sino la eliminación de una parte corporal que se me había descarriado.

Una vez escuché por televisión a una mujer decir que se sentía «mutilada» después de su mastectomía. Según mi manera de pensar, ese es un término muy extraño, ya que lo asocio con la tortura: el desfiguramiento de un cuerpo humano con el objetivo expreso de causarle dolor y angustia a esa persona. ¿Pero qué puede estar más lejos de la mente de un galeno? El buen cirujano emplea todas sus habilidades para sanar, para sacar elementos dañinos del cuerpo, para corregir los defectos causados por la naturaleza o los accidentes.

Para mí, la cirugía beneficiosa y necesaria es cualquier cosa menos mutilación. Puede que rompa parte de la simetría que asociamos al concepto de belleza. Puede que altere el cuerpo de manera que ya no sea visualmente atractivo. Pero, en mi opinión, es poco el costo en comparación a la ganancia en salud.

¿Qué otras cosas he perdido durante mi vida que extrañe más que mi seno? ¿Por dónde empezar?

Extraño los libros, juguetes, trabajos, dibujos y pinturas de mi infancia, todos perdidos en el transcurso de tanta mudanza. Extraño a mis abuelos, como a otros que fallecieron mucho antes de llegar a viejos. Extraño las casas de mis abuelos en Mississippi y Louisiana, que ahora son propiedad de personas que no conozco. Extraño a los amigos que se mudaron o que decidieron que ya no valía la pena mantener nuestra amistad. Extraño a nuestra única nieta, nacida en septiembre de 1993, a quien David y yo sólo hemos visto tres veces hasta ahora. (No corresponde aquí la historia de nuestra separación.)

Extraño correr sin dolor, algo que se fue desvaneciendo durante mi adolescencia a medida que me aparecían venas varicosas. Extraño tener piernas lisas y sin cicatrices, lo que ya casi ni recuerdo después de más de 50 años de problemas. Extraño mis clases de danza moderna, natación y ráquetbol —actividades que tuve que ir dejando por motivos de salud. Extraño la fuerza y flexibilidad que tenía antes de lesionarme la espalda en 1985. Extraño la facilidad de movimiento y el atractivo físico de cuando pesaba mucho menos que ahora. Extraño la pulgada de altura que he perdido en el transcurso de los últimos años. Y desde que me diagnosticaron la osteoporosis, extraño la reconfortante ilusión de tener huesos sólidos y resistentes por toda la vida.

Además, al igual que la mayoría, extraño los sueños y las oportunidades perdidas, las posibilidades, las disyuntivas en el camino de la vida que nunca más volverán. Durante mis momentos de reflexión más íntimos, la eterna pregunta: *¿Y qué si hubiera hecho esto o aquello?* me causa mucho más pena que la pérdida de un seno.

* * * * *

Todo esto tiene un epílogo.

Unos cuantos días después del té, reconocí en la parada de autobuses a una de las mujeres que habían asistido a la función. Algo indecisas, empezamos a intercambiar impresiones.

—Estuvo agradable, ¿no? —me preguntó sin convicción.

Decidí ser sincera.

—Bueno, la comida estuvo buena pero, a decir verdad, para mi gusto la oradora estuvo muy quejosa con su «pobre de mí».

Para mi alivio y sorpresa, la mujer se empezó a reir.

—Tengo que darle la razón —me dijo—. Esa tampoco fue mi reacción hacia el cáncer.

Mi compañera de parada procedió entonces a contarme cómo la natación había sido su terapia y lo rápido que había regresado a la piscina después de la mastectomía. Su explicación encajaba perfectamente con su apariencia y comportamiento general: delgada, atlética, optimista y alegre.

¡Así que —pensé con alivio— *no soy la única persona deseosa de retomar su vida!*

Ahora bien, recordando tanto el té como la conversación en la parada, me pregunto si la Sra. Melancolía continúa con sus giras propagando sus poemas y mensajes de dolor. Espero que no. Espero que finalmente haya logrado salir del lugar tan triste en que se encontraba.

Y he aquí otro beneficio del cáncer de seno. Me enseñó a poner en perspectiva la pérdida del seno al compararla con las otras pérdidas en mi vida, mostrándome al fin que ésta no había sido tan terrible. Y si algo me dejó ver con deslumbrante claridad nuestra triste poetisa es a no reaccionar igual que ella ante las pérdidas.

DOCE

Los senos, la belleza, el sexo y la feminidad

Ahora bien, estarán pensando, por fin estamos llegando al meollo del asunto: a tratar lo que *realmente* le preocupa a la mayoría de las mujeres sobre el cáncer de seno y las mastectomías. Vamos a analizar por qué tantas mujeres temen tanto perder un seno que llegan a postergar mamografías, a desestimar bultos sospechosos o, luego del diagnóstico de cáncer, a buscar tratamientos alternativos —lo que sea con tal de no someterse a una operación que elimine esa cierta parte de su anatomía femenina.

Lo que se preguntan o piensan es: ¿Sin senos, seguiré siendo una *verdadera mujer*? ¿Podrá aceptar mi marido o pareja a mi nuevo yo? ¿Cómo serán las relaciones sexuales sin poder disfrutar de esa parte corporal? ¿Descaremos tener relaciones sexuales nuevamente?

Si la mujer no tiene pareja en el momento del diagnóstico, deberá hacerse la siguiente agonizante pregunta: ¿Le volveré a parecer atractiva a algún hombre?

Debo aquí hacer hincapié en que mis opiniones sobre este tema, así como sobre otros aspectos del cáncer de seno, están basadas solamente en mis experiencias personales. Me siento muy afortunada de que mi esposo y yo nunca le hayamos dado mucha importancia a los senos, ya que el papel que desempeñaron en nuestra vida sexual siempre fue pequeño (sin afán de burla).

Por supuesto que estoy consciente de que los senos desempeñan un papel mucho más importante en las vidas de otras mujeres y de sus parejas. No pretendo conocer cómo dichas mujeres confrontan la perspectiva y, luego, la realidad de la pérdida de sus senos. Ni se me ocurriría juzgar a mujer alguna por su actitud y sus acciones frente a un diagnóstico de cáncer. Mi intención es sólo decirles lo que esta pérdida ha significado para mí y mi esposo. Pero sobre todo, espero que lo que tengo que decirles tranquilice y ayude a algunas mujeres y sus parejas.

* * * * *

¿Qué son los senos? En los humanos, por lo menos, es obvio que son mucho más que simples acumulaciones de grasa y tejido ductal de donde emana la leche que nutre a los bebés. ¡Sería bueno que fuera así de sencillo!

No soy antropóloga. No tengo la menor idea de cuándo en la historia pasaron los senos a ser parte integral de la experiencia sexual y, más adelante, el símbolo principal de la feminidad en muchas sociedades.

Efectivamente, en nuestra sociedad es rara la mujer que no examine sus propios senos desde las primeras etapas de su desarrollo preguntándose constantemente cómo «califican» en cuanto a tamaño, forma y sensualidad. Muchas mujeres invierten pequeñas fortunas en todo lo que realce esa parte de su anatomía: bellos sostenes de telas costosas; prendas con escotes reveladores; cremas o suplementos que prometen agrandar los senos y, como último recurso, operaciones peligrosas para suplir lo que la naturaleza les negó.

¿Cómo me libré de esa obsesión? Quizás parte de la respuesta sea que los senos de mi madre eran de tamaño promedio y que nunca se vistió con ropa que los acentuara. Su rasgo más llamativo fue siempre su altura. Medía seis pies de altura y, además, era muy bella, con pelo oscuro ondulado y pómulos altos. Ni ella ni mi hermana mayor jamás me transmitieron el mensaje de que los senos eran una característica especialmente importante de la belleza femenina.

¡Felizmente! Mis senos empezaron a desarrollarse cuando tenía doce años, pero creo que dejaron de hacerlo antes de cumplir los trece. Durante años, mi talla de sostén fue 36 AA —si por casualidad encontraba alguno, a menudo en la sección de ropa interior para preadolescentes. Si tenía que conformarme con uno de talla 36 A, nunca le llenaba las copas. Aun con mi sobrepeso actual, uso sostén para mastectomía talla 40 B.

Así, de adolescente, por más que hubiera deseado tener un busto generoso, desde temprano acepté que nunca iba a tener algo que se aproximara a un escote pronunciado. Felizmente, paralela a esa aceptación surgió la capacidad de basar mi imagen y estima personales en otros aspectos de mi cuerpo, principalmente en mis músculos y mi intelecto.

Hubo otra circunstancia que me ayudó a adoptar una actitud saludable hacia mis modestos atributos. Resulta que tenía tres amigas cuyos senos eran tan grandes que les causaban dolor físico y malos ratos. Una de ellas, compañera de la secundaria, resentía y hasta temía la indeseada atención que fomentaban en casi todos los hombres, algunos bastante mayores. Las tres se quejaban mucho de las incomodidades que pueden causar los senos grandes y del alto costo de los sostenes de talla especial cuyas tiras siempre se les hundían en los hombros debido al peso excesivo de sus senos.

No sé si mi amiga de la secundaria se llegara a realizar una reducción de senos, pero las otras dos sí lo hicieron —una de ellas cuando tenía sólo veinte años y éramos estudiantes en la Universidad de Indiana en los años sesenta. La aversión que estas dos mujeres sentían hacia su condición, y su alivio sin reservas después de la operación, fue una lección valiosa sobre los inconvenientes de tener busto amplio. Aprendí que el ideal femenino de los revistas para hombres tiene varias desventajas que rara vez se mencionan.

Observando las experiencias de otras amigas bien dotadas y, más adelante, viendo en los vestuarios de los gimnasios cómo luce la mujer promedio con senos grandes una vez que pasa los 40, gradualmente llegué a sentirme contenta y aliviada con mis senos pequeños, firmes y ligeros.

Pronto aprendí que muchos hombres son indiferentes al tamaño de los senos en la mujer. Algunos ni siquiera encuentran atractivos los senos grandes y, en realidad, los prefieren de tamaño promedio o hasta pequeños. Siempre he dado por hecho que cualquier hombre que se sintiera atraído hacia mí tendría que encajar dentro de esas dos últimas categorías.

David y yo empezamos a salir cuando yo tenía 19 y él 22. Como era obvio que sentía atracción física hacia mí y que podíamos tratar cualquier tema (una amistad franca y sincera ha sido, y sigue siendo, la base de nuestra relación), al poco tiempo le pedí su opinión sobre los senos y su tamaño.

Lo que me dijo me asombró. Me reveló que, por lo general, no medía el atractivo de una mujer por el tamaño de sus senos. Es más, prefería los senos pequeños, porque admiraba más a la mujer atleta que a la reina de belleza. Para él, eran mucho más atractivos unos brazos y piernas con músculos definidos que lo que la mujer tuviera sobre su torso.

Me era difícil creer lo que estaba escuchando hasta que enfatizó su último comentario: «Aunque una mujer hubiera tenido mastectomía bilateral, me daría lo mismo.» Qué nos íbamos a imaginar, allá en 1965, que un día tendría la oportunidad de demostrar la sinceridad de sus palabras.

Entrar en detalles de nuestra vida sexual sería engorroso para mí como escritora y para ustedes como lectores. Basta con decir que antes de 1998 mis senos desempeñaban un papel menor en nuestra vida sexual y que el seno que me queda ya ni participa. Sin duda, este fue el resultado más extraño e inesperado del cáncer y la mastectomía. La pérdida de uno de mis senos puso punto final a cualquier sentimiento erótico asociado al otro.

El seno restante no cambió su apariencia ni perdió su sensibilidad normal, pero cuando su mellizo se transformó en un ente amenazador teniendo que ser extirpado, el seno sobreviviente pasó a ser un ente con *potencial* amenazador. Se convirtió en algo que deberá vigilarse con atención por tiempo indefinido, algo que podría traicionarme en cualquier momento.

Con mucha intensidad durante los primeros meses después de la operación, pero con menor intensidad con el paso del tiempo, he sentido que el seno que me queda es un accesorio superfluo. Más de una vez he deseado que también me lo hubieran quitado. Así podría haber eliminado la preocupación de que algún día desarrolle cáncer. Además, mi pecho hubiera quedado parejo con una nueva simetría y hubiera tenido la libertad de usar prótesis a mi antojo sin preocuparme por verme dispareja.

No he encontrado información sobre este extraño fenómeno psicológico. Cuando alguien pierde una mano o un pie, es difícil imaginar que esa desafortunada persona rechace y desee perder la otra mano o pie. Pero algo me dice que esto es diferente con la pérdida de un seno al cáncer. Por tanto, estaría muy interesada en conocer la opinión de otras sobrevivientes. Si usted ha tenido una mastectomía unilateral, ¿ha sentido rechazo por el otro seno? Si es así, ¿llegó a desaparecer ese sentimiento? ¿O usted y su pareja llegaron a apreciar más el seno intacto? Si lo desean, por favor envíenme sus comentarios a esta dirección de correo electrónico: *leonore@leonoredvorkin.com*

* * * * *

El concepto de masculinidad y feminidad varía mucho entre culturas, y aun entre las personas dentro de una misma cultura. Sin interesar los criterios de apariencia y comportamiento que se empleen para definir esos conceptos, es evidente que la masculinidad no es provincia exclusiva del hombre, ni la feminidad de la mujer. Se nace hombre o mujer. Que cada persona crezca como masculina o femenina en su cultura particular es el resultado de muchos factores complejos.

Nací y fui criada mujer. Sin embargo, exceptuando un breve período en mi adolescencia y de adulta, nunca me interesó mucho el brillo de la feminidad. Por alguna razón, ese brillo nunca me pareció adecuado o natural. Siempre me pareció algo teatral, como un disfraz. Cabello rizado, capas de maquillaje, joyas resplandecientes, perfumes, esmalte de uñas, vestidos con volantes, tacones altos — experimenté con todo eso a lo largo de mi vida, pero mi verdadero yo nunca se sintió a gusto con todo eso.

En los años setenta, cuando tenía entre veinticinco y treinta años, comenzaba a dedicarme a la fisiocultura, natación, ciclismo y otros deportes. En algún momento me di cuenta de que la sociedad estadounidense estaba finalmente lista para aceptar, y hasta elogiar, una imagen distinta de la mujer. Había llegado el momento en que la mujer atlética y de apariencia natural fuera vista como atractiva. Fue un cambio saludable que yo acepté con entusiasmo.

Durante muchos de los siguientes años desde entonces, he llevado el pelo corto en un estilo tan fácil de mantener que ni siquiera requiere secador. Sólo me pongo un poco de polvos y maquillaje para los ojos sobre mi diaria capa de bloqueador solar. Nunca verán pintadas mis cortas uñas. Los perfumes me irritan los ojos y la garganta, así que nunca los uso. En mi armario cuelgan pocas faldas o vestidos, ya que me siento mucho más a gusto en pantalones. No tengo ni un solo par de zapatos de tacón, ya que los zapatos chatos me parecen mucho más cómodos.

Además, soy bastante alta sin zapatos de tacón: mido 5 pies, 8 pulgadas, una pulgada más que David.

Por suerte, mis empleos como tutora de idiomas e instructora de acondicionamiento con pesas me permiten vestirme con la ropa que más me acomoda: pantalones de algodón con cintura elástica, camisetas, zapatillas deportivas o sandalias, y sudaderas cuando hace frío. Generalmente, mis joyas consisten sólo en algunos aretes sencillos, mi reloj, mi aro de plata de matrimonio y, quizás, algún pendiente sobrio.

David está perfectamente de acuerdo con esto. Es como le parecen atractivas las mujeres. Es lo que prefiere.

¿Se preguntarán cómo es que puedo hablar con tanta certeza? Bueno, conozco a este hombre desde 1965 y estamos casados desde 1968. Después de todo ese tiempo, no es sorprendente que nos conozcamos los gustos. Así que sé muy bien que su ideal de mujer sexy es la mujer deportista, fuerte, inteligente, con confianza en sí misma y de apariencia natural. Lo que esa mujer ideal se ponga sobre su cuerpo firme y cara agradable deberá ser de lo más simple y sencillo. Y si tiene senos pequeños y discretos, mejor todavía.

Qué suerte la mía, ya que sin la actitud de David y su indiferencia hacia los senos, me habría pasado estas últimas décadas perseguida por un complejo de inferioridad física. Y entonces es casi seguro que hubiera temido mucho más las consecuencias psicológicas de perder un seno.

Siendo así, yo sabía que lo que le importaría a David, lo único que *podría* importarle siempre, sería mi supervivencia. Esto último fue una profunda reafirmación de su amor, y ninguna otra consecuencia de mi enfermedad me ha ofrecido tanto consuelo y tranquilidad.

TRECE

Mi apreciada prótesis

En el punto de mi recuperación cuando ya no me dolía tanto el pecho, me di cuenta de que no me hacía gracia verme el busto tan disparejo. Una cosa era dormir, ducharme, dar clases de gimnasia (por lo general, no me pongo sostén cuando entreno con pesas para no sentirme restringida) o andar por casa. Pero después de un tiempo descubrí que mi apariencia me hacía sentir algo incómoda al pasear en la calle o dar clases en lugares públicos.

Quizás no me hubiera sentido así con una mastectomía bilateral. Como he mencionado antes, si perdiera ambos senos, estoy segura de que elegiría ponerme las prótesis la mayoría de las veces, y en otras andaría sin prótesis y lisa como tabla, sobre todo en el verano. Me fastidia el calor y, como toda mujer sabe, hasta los sostenes de algodón multiplican la incomodidad del verano. Es increíble cómo algo tan pequeño puede retener tanto calor.

Pero sólo me faltaba el seno izquierdo, lo cual era especialmente obvio al ponerme camisetas. Así que, en junio del 2000, me decidí a comprar cuatro sostenes para mastectomía y una prótesis marca Amoena.

Para la compra inicial de dichas prendas, la Dra. Brew me había recomendado a una vendedora que hacía visitas a domicilio. Pero como no me sentía cohibida ante esta adquisición en particular y me parecía que me saldría más barato comprar los sostenes y la prótesis en una tienda, abrí la guía telefónica y me puse a buscar.

No me fue difícil encontrar aquí en Denver una tienda con esos artículos. Elegí *Treva's*. Como había escuchado su nombre asociado solamente con ropa interior sexy, me sorprendió que también vendieran prótesis y sostenes para mastecomía. Quizás otros piensen de manera distinta, pero para mi, el término sostén sexy para mastectomía es una contradicción.

En todo caso, no buscaba un sostén sexy. Quería uno que me quedara bien y fuera cómodo. No tenía la menor idea de cómo se sentiría y vería la prótesis, ya que jamás había visto una.

Me esperaba una agradable sorpresa o, mejor dicho, una serie de agradables sorpresas. La primera fue la conducta de la alta y elegante joven que me atendió. Su actitud no reflejaba el menor rastro de compasión, lo cual fue un alivio, porque era lo último que yo deseaba. De ella obtuve lo que quería: servicio bueno y eficiente.

Cuando le dije lo que necesitaba, se limitó a decir: «Está bien, pase al probador y vamos a ver.» Lo que había que ver, por supuesto, era mi torso desnudo.

Le bastó una mirada para estimar el tamaño de la prótesis que necesitaba traer del almacén. El saquito de silicona que me entregó me quedó a la perfección. Su tamaño, forma, peso, e incluso su color, eran muy parecidos a mi seno derecho. Cuando lo inserté en un liso sostén para mastecomía color beige y me puse el sostén, me sorprendió y agradó ver que mi torso lucía totalmente normal.

El único inconveniente de la prótesis fue su precio: $330. Pero incluía una garantía excelente. Además, venía en su propia caja, a la que bauticé «la camita del postizo». Es una caja de cartón con una concavidad de plástico duro y liso donde debe colocarse la prótesis con la punta hacia abajo por la noche para que no pierda su forma juvenil. (¡Al igual que yo, deben estar pensando que es una pena que no exista un aparato similar que mantenga la forma original de los senos naturales!)

Lo que más tiempo tomó fue la selección de sostenes adicionales. Elegí cuatro en total: dos beige, uno negro y otro blanco. Su precio —entre $40 y $45 cada uno— me pareció excesivo para lo que son: sostenes normales con pequeños bolsillos interiores para las prótesis. ¿Pero qué me quedaba? Era evidente que un sostén normal no podía sujetar la prótesis en la posición correcta y que su cubierta plástica se sentiría húmeda y pegajosa contra la piel. Obviamente, los bolsillos interiores son un componente esencial.

Interesantemente, el diseño de los bolsillos varía mucho. El de mis dos sostenes del mismo modelo, el blanco y el negro, permitía una fácil y rápida inserción lateral de la prótesis. La abertura lateral del tercer sostén era más pequeña, por lo que insertar la prótesis requería más presión y manipulación.

El último tipo de bolsillo permitía insertar la prótesis por arriba, pero no la mantenía fija y como la cambiaba de sitio dentro del sostén más de lo aceptable, el resultado fue que casi nunca me ponía ese sostén. ¡Podía ser muy desconcertante pasar frente a un espejo o escaparate y ver que mi «seno» izquierdo no estaba exactamente donde me lo había puesto esa mañana!

Sin embargo, le encontré otro uso a ese sostén. Cuando viajaba, dejaba la aparatosa caja de la prótesis en casa y, en su lugar, llevaba el sostén de los bolsillos holgados. Antes de acostarme colocaba la prótesis dentro del sostén en un colgador dentro del closet. Ahí descansaba toda la noche, en más o menos la misma posición que tenía sobre mi cuerpo.

Hace unos años que tengo otra prótesis marca Ameona y sostenes de dos otros buenos modelos. La caja de mi actual postizo se considera una caja para viajes: es tan resistente como la caja de cartón de mi primera prótesis, pero no tan grande. Además, tiene una cubierta de tela con cierre que protege la prótesis por más que se manipule el equipaje.

Para abreviar, le recomendaría a toda mujer que esté buscando sus primeros sostenes para mastectomía que se aseguren que los bolsillos permitan insertar la prótesis con facilidad y la mantengan fija en su sitio. En resumen, pruébense los sostenes antes de comprarlos. Ensayen a pararse, sentarse, agacharse y caminar. Muevan los brazos tanto como lo harían en el transcurso de un día normal. Observen con cuidado el comportamiento de la prótesis durante todas estas maniobras. Y luego, al elegir, pongan como criterio número uno la comodidad. Es probable que tengan el torso bastante más sensible que antes de la operación y van a querer un sostén que no lo irrite.

El día que me compré mis primeros sostenes para mastecomía salí de la tienda sintiéndome estupenda, con la confianza de que mi torso nuevamente lucía normal. El sostén deportivo rosado con algunos pañuelos de David embutidos en el lado izquierdo había sido mejor que nada, pero por poco. Creo que esa tarde caminé más erguida y con más vigor que nunca desde mi operación.

De ahí me dirigí a una zapatería donde encontré un par de zapatos negros lindísimos que le iban al vestido rojo que había pedido por catálogo. ¿Y para qué tantas galas? Eran para la ceremonia de presentación, con lectura y autógrafos, de mi novela (*Apart from You*, ya mencionada) y del décimocuarto libro de mi esposo, su primera novela de misterio, *The Cavaradossi Killings* (ahora en venta, como libro electrónico, en Amazon y Smashwords).

La ceremonia se llevó a cabo el 24 de junio del 2000 en el *Denver Book Mall*, siendo sus anfitriones Nina y Ron Else de *Who Else! Books*, una librería especializada que, en esa época, ocupaba su propia sección dentro del atractivo, antiguo y cavernoso edificio Nº 32 de la Broadway. (Desde entonces, Nina y Ron se han mudado al *Broadway Book Mall*, en 200 S. Broadway.) Gracias a la entusiasta concurrencia de alumnos de mis clases de idiomas y acondicionamiento físico, así como de muchos otros amigos, el programa fue todo un éxito. Nina y Ron nos informaron que ésta había sido su función más concurrida.

Una semana antes de pararme delante del atril y sentir por vez primera la emoción de ser una autora leyendo su propio libro, tuve un sueño curioso pero reconfortante. Soñé que estaba en la librería a minutos de comenzar la ceremonia. Me estaba dirigiendo hacia el atril a través de la multitud, sonriéndoles a todos en mi vestido nuevo.

Pero la parte superior del vestido se me había caído hasta la cintura dejando a la vista de todos mi torso desnudo con su cicatriz, todavía rosada.

En el sueño sonreía y me mantenía erguida, impasible ante las miradas. Porque en mis manos llevaba lo que más me importaba en ese momento: mi obra, mi novela, el fruto de mi trabajo por fin listo para ser reconocido. Sostenía el libro con orgullo. Era bello, un placer a la vista y al tacto. En comparación, lo que le había sucedido a mi cuerpo era insignificante. Era como si mediante esa presentación estuviera diciéndole a todos: «Aquí estoy. Mírenme. Lean mi novela, el producto de muchos años de esfuerzo. Luego juzguen por ustedes mismos en qué consiste la verdadera belleza.»

Esa ceremonia fue uno de los momentos más felices de mi vida. Y, por supuesto, mi vestido no se movió de lugar.

CATORCE

Los temores y los cuidados

David y yo teníamos 24 y 21 años cuando nos casamos y, aparentemente, gozábamos de buena salud. Nunca anticipamos que él tendría que hacer de enfermero para atenderme después de mis ocho operaciones, parto y la lesión a la espalda que ya mencioné. Tampoco me imaginé lo competente que sería en esa función. Lo que no me sorprendió fue su bondad y paciencia, habiéndolas manifestado en muchas oportunidades desde antes de casarnos. Esos son dos de los rasgos más pronunciados y admirables de su personalidad.

Una y otra vez, David ha refutado el molesto estereotipo antimachista y profeminista que uno encuentra tan a menudo en esta sociedad, que sostiene con sarcasmo y condescendencia que el hombre es un bebé llorón cuando se lastima o enferma mientras que la mujer es un pilar de fortaleza, capaz de soportar enfermedades y dolor, consciente de que debe recuperarse rápido para evitar que su hogar se desintegre en el caos.

No sé cómo viven otras parejas, pero en nuestra casa las cosas nunca han sido así. David también ha tenido unas cuantas operaciones y lesiones graves, pero siempre ha soportado el dolor, a veces considerable, con mudo estoicismo. Además, siempre ha hecho lo posible por cuidar de mí y de nuestro hogar cuando yo me he enfermado o lesionado.

Pareciera que su ternura y talentos no tuvieran límite. Una y otra vez ha demostrado que puede hacer la compra, cocinar, limpiar, lavar la ropa, trabajar (anteriormente) a tiempo completo como redactor técnico o programador, escribir novelas en las noches y fines de semana, y entrenar con pesas, además de dedicarme muchas horas a la semana. Su gran sentido del humor siempre ha sido tonificante, estimulando continuamente mi recuperación con risas y sonrisas.

Pero para ambos el cáncer de seno fue diferente de mis otras enfermedades. Sencillamente, lo diferente fue el *temor* —temor a mi muerte hoy o mañana debido a un cáncer en otras partes de mi organismo.

Pronto nos enteramos de que el cáncer en un seno aumenta de manera significativa las probabilidades de contraerlo en el otro. También aumenta las probabilidades de otros tipos de cáncer, como el de colon. Supongo que esta información es valiosa para que la sobreviviente de cáncer de seno adquiera conciencia de la importancia de hacerse revisiones médicas periódicas. Pero nada de esto contribuyó a aumentar nuestro optimismo.

Siento un alivio supremo de que en Estados Unidos ya se superó la era del cáncer como palabra prohibida. No hace mucho que la enfermedad, con todas sus siniestras permutaciones, estaba rodeada de misterio. Se le temía aún más que ahora, ya que casi siempre era fatal. Y, a menudo, sus víctimas se convertían en parias bajo la creencia de que era contagioso.

Aun a principios de la década de 1980 encontré vestigios de esa trágica ignorancia. Al conversar con uno de mis alumnos de acondicionamiento físico, un caballero sesentón de mirada triste, me contó que unos años antes había tenido cáncer de colon. Cuando le pregunté cómo le iba después de esa dura prueba, emitió una risita sardónica.

—Bueno —me dijo—, físicamente creo que estoy bien. Pero ciertamente me demostró quiénes eran mis verdaderos amigos. Perdí a muchos.

Su declaración me dejó asombrada. Más adelante, en 1998, tuve motivo para recordarla y contrastar las tristes deserciones que él sufrió con todo el apoyo y cariño que yo recibí.

Hace unos años, una amiga me describió su difícil experiencia en la década de 1960 con el cáncer cervical y una posterior histerectomía. Hizo lo que había que hacer para sobrevivir, pero sus amigos y familiares nunca le ofrecieron apoyo emocional. Más bien, al igual que mi alumno, sintió un alejamiento, un rechazo, como si los que la rodeaban temieran infectarse.

Mucho antes del surgimiento de grupos de apoyo, la pobre mujer tuvo que afrontar sola su temor, su dolor y la pérdida de su capacidad para procrear. Hasta hoy, está convencida de que esa terrible soledad la llevó al alcoholismo que, felizmente, llegó a vencer.

En la época en que se me presentó el cáncer, no sólo se habían invertido cantidades cuantiosas en la investigación de los cánceres más comunes, sino que eran tema frecuente de conversación. Ya entonces existían en libros y en la Internet miles de páginas con información clara y de fácil acceso para el paciente o cualquier interesado. Más bien, parece que ahora esas enfermedades generan mucha compasión hacia sus víctimas, en contraste con el rechazo que sufrieron mi alumno y mi amiga. Así que, por lo menos en estos importantes aspectos, me podía considerar afortunada.

Pero el temor persistía. Incluso después de haber sobrevivido la operación y de haber transcurrido uno, dos y luego tres años completos sin recurrencia de la enfermedad, descubrí que seguía sintiendo cierto grado de temor. Temía que, a pesar de mis esfuerzos por mantenerme saludable y optimista, el cáncer volviera a aparecer sigilosamente.

Esta actitud se debía en parte a que había escuchado relatos deprimentes sobre los desafortunados amigos y familiares de algunas personas, sobre cómo algunas mujeres habían sobrevivido un primer caso de cáncer sólo para sucumbir al segundo, a veces muchos años después. No me cabe duda de que la intención de los narradores fuera compartir parte de su pérdida, pero sus palabras no me ayudaban.

La mayoría del tiempo mi temor era insignificante, fácil de apartar de la mente. Se convirtió en una especie de estática intermitente, distrayente sólo a ratos. No parecía tener objeto tocar el tema, ni siquiera con David. ¿Qué habría podido decirme para tranquilizarme? Yo sabía que también él sentía temor, temor a que la Muerte cambiara su manera de pensar y que, después de todo, regresara a reclamarme.

Así pues, existía entre nosotros dos un acuerdo tácito de permanecer optimistas y ocupados al máximo, como si indudablemente nos quedaran décadas de vida juntos. Evitábamos poner en palabras esa inquietud residual. Un abrazo o un beso en el transcurso del día o una tierna caricia al yacer juntos en la cama podían ser más expresivos que las palabras, y a menudo me traían lágrimas de amor y gratitud a los ojos.

En otras ocasiones el temor se hacía palpable, sobre todo cuando llegaba la hora de otra cita con la Dra. Brew, el Dr. Baumgartner o en la clínica de mamografías. Naturalmente, esas consultas periódicas eran necesarias y nunca se me ocurrió evitarlas. La mayoría de las veces los resultados fueron totalmente positivos y todo el personal médico parecía genuinamente satisfecho de verme tan bien.

Se me presentaron un par de sustos en el camino. En el 2001, me detecté una masa relativamente dura en el seno derecho, pero una ecografía determinó que era sólo un quiste. Y a principios del 2002 lo que me pareció un bulto extraño en la axila derecha resultó ser un «siniestro» tejido adiposo. *¡Fantástico!* —pensé—. *Además de tener panza y muslos gruesos, ahora también tengo axilas gordas.* Pero por lo menos esa hinchazón no fue precursora de problemas.

A fines del verano del 2003 la ronda de exámenes médicos reveló que, después de cinco años, seguía libre de cáncer. La Dra. Brew me felicitó, indicándome que por supuesto debía continuar con los exámenes físicos anuales del Dr. Baumgartner y las mamografías, pero que ya no era necesario seguir viéndola a ella. Le di un abrazo de despedida con lágrimas en los ojos sintiendo una inmensa gratitud por todo su excelente cuidado.

¿Ha desaparecido todo vestigio de mi temor a contraer cáncer en el futuro? No, no es así. Dejar de sentir temor sería ilógico. Sin embargo, les puedo afirmar que, en el período entre mi último examen con la Dra. Brew y este libro, escrito en 2012, la estática intermitente ha disminuido considerablemente y hoy tengo mucha confianza en mi salud.

Ahora siento que la mastectomía logró algo más que postergar mi muerte. Con infinita gratitud a la Dra. Brew y a las demás personas que me ayudaron, siento que obtuve una segunda oportunidad a la vida.

QUINCE

Los nuevos horizontes en la salud

Curiosamente, parte de mi optimismo actual proviene de más malas noticias sobre mi salud. En el verano del 2002 el examen del Dr. Baumgartner, que incluyó análisis de sangre y densitometrías óseas del talón y las vértebras, reveló que mi colesterol total seguía elevado aun después de un año con estatinas y que además tenía osteoporosis. Seis años después, recibí el alarmante diagnóstico de prediabetes, sin duda alguna como retribución por descuidar mi dieta, peso y ejercicios aeróbicos.

El shock más grande fue el descubrimiento de la osteoporosis. ¡Parecía tan ilógico e injusto! En el 2002 todavía no había cumplido 60. No fumo ni bebo. Siempre he consumido gran cantidad de calcio. No se me puede llamar delgada. He hecho ejercicios con pesas casi toda mi vida. Según todo lo que había leído sobre los factores de riesgo para osteoporosis, mis probabilidades de contraerla debían haber sido casi nulas.

Sin embargo, una vez que me tranquilicé y reflexioné sobre la condición de mi madre y de mi abuela materna, supuse que era culpa de mi herencia. Luego, al igual que con el cáncer, decidí que la causa es lo de menos. Es la cura lo que interesa.

Por fortuna y a diferencia de las generaciones anteriores, la mujer de hoy cuenta con medicamentos que llegan a reponer la masa ósea. El Dr. Baumgartner me recetó Actonel (risedronato de sodio) y me duplicó la dosis de Lovastatina para seguir reduciendo el colesterol. Me complace informarles que ninguno de estos medicamentos me causó efectos adversos de consideración. Es más, después de un par de años aumentó tanto la densidad de mis huesos que pude dejar el Actonel. Por mi parte, tomo mucha vitamina D3, además de calcio con magnesio y he empezado con Bone–Up, un suplemento múltiple de la compañía *Jarrow Formulas*. Para verificar la fortaleza de mis huesos, necesitaré realizarme pruebas de densitometría ósea cada dos años.

Sé que tengo que dejar de seguir justificando mi sobrepeso. No me explico cómo he hecho para aumentar más de 60 libras desde que cumplí los 40 años, y a menudo esta situación me desanima bastante. Sin embargo, no pierdo las esperanzas de dominar la situación algún día porque así lo quiero y debo hacer. El Dr. Baumgartner no ha sido el único profesional médico en recalcar que hasta una pérdida de sólo 20 a 25 libras podría beneficiarme el corazón de manera considerable, pero de hecho no me caería nada mal perder más peso aún.

La mayoría de las mujeres de mi edad probablemente conocen bien mis antiguos pretextos para no bajar de peso. «Soy una mujer madura y menopáusica. Mi cuerpo está cambiando.» «¿Para qué tratar de competir con veinteañeras delgadas?» «¡Ando demasiado ocupada como para hacer más ejercicios!» «Unas cuantas galletas al día no hacen daño, ¿no?» «No puedo ver una película sin mi balde de palomitas.» «Me agotó salir de compras. Me hace falta un cafecito con pastel.» Y así sucesivamente. Pero estos pretextos me parecen cada vez menos convincentes.

Con la edad estoy observando una reducción lenta pero segura de ciertas funciones físicas importantes: flexibilidad, coordinación y equilibrio. Si bien estas funciones a veces reciben menos atención en el mundo de los ejercicios que los programas cardiovasculares y el entrenamiento con pesas, contribuyen en gran medida al bienestar general, protegiéndonos contra lesiones y facilitando los movimientos cotidianos. Además, son la major defensa contra las caídas peligrosas para las personas de edad.

Enfrentándome a la amarga realidad, me he resignado a que perder peso, mejorar la salud cardíaca y aumentar la flexibilidad me tomará más tiempo que de joven y me he formulado planes eficaces y factibles de dieta y ejercicios. Como dice la propaganda de Nike: «¡Hazlo ya!»

Lo de la dieta ha sido simple y casi sin dolor. Los informes en las noticias, y los comentarios de muchos amigos, me han convencido finalmente de que los verdaderos causantes de la actual epidemia de obesidad en Estados Unidos son los carbohidratos refinados y no las grasas. En mi caso, todos los alimentos que me reconfortan son los carbohidratos: panes, cereal, galletas y chocolates. Mis otras tentaciones incluyen los omnipresentes bocaditos salados como galletas saltinas y todo tipo de hojuelas crocantes.

Me estoy esforzando por alejarme de esos carbohidratos refinados en favor de carbohidratos complejos y fuentes proteínicas bajas en colesterol: panes y cereales integrales, arroz integral, frijoles, frutas y verduras variadas, pollo criado sin hormonas ni antibióticos (en venta en muchas tiendas naturistas), varios tipos de pescado, carne magra de cerdo, nueces y proteína de suero en polvo. Se supone que el suero de leche es antioxidante, prácticamente no contiene grasas ni carbohidratos, y además promueve la reparación y aumento de la masa muscular. El té verde, el té oolong y el agua de filtro también me hacen sentir mejor. Cuando se me antoja una gaseosa, aplaco la sed bebiendo agua gasificada helada a la que añado un poco de jugo de arándano o cereza agria.

Se ha escrito mucho últimamente sobre los beneficios de las grasas monoinsaturadas para la salud, por lo que estoy tratando de incluirlas más en mi dieta. Eso no es difícil, ya que algunas fuentes de estas grasas "buenas" se encuentran en alimentos tan sabrosos como las nueces y sus mantequillas, las semillas de calabaza y girasol, los aguacates, las aceitunas y el aceite de oliva. En su popular libro *Plan Panza Plana*, las autoras Liz Vaccariello y Cynthia Sass sostienen que añadir una fuente de grasas monoinsaturadas a cada una de cuatro pequeñas comidas al día puede ayudar a perder esa fea y peligrosa grasa abdominal que se sabe contribuye a la enfermedad cardíaca, la diabetes, el cáncer e incluso la demencia senil.

Incorporar más ejercicios aeróbicos ha sido relativamente fácil y resulta más diversión que esfuerzo. Hace ya varios años que David y yo tenemos una caminadora estándar, pero por mucho tiempo sólo él la usaba de manera constante. En cambio, cuando estaba cerrada, yo la usaba mucho para colgar la ropa antes de doblarla. (Está en el sótano frente a la lavadora y la secadora.) Pero un buen día la abrí y me subí en ella. Desde entonces se ha convertido en una especie de alfombra mágica que me transporta de tres a cuatro veces por semana a un lugar fantástico donde reina la buena salud y abunda la energía.

Mi rendimiento en ella nunca impresionaría como para aviso comercial de club deportivo, pero me parece respetable para una mujer sesentona con un trabajo mayormente sedentario. Camino por lo menos una milla por sesión a una velocidad de 3.0 a 3.5 millas por hora alternando la longitud del paso. Mientras uso la caminadora, veo las noticias o alguna película en la pequeña televisión a colores y el VCR que también tenemos en el sótano, así que nunca me aburro. También tenemos una fantástica bicicleta estacionaria Schwinn que compramos hace un par de años. Sigo mi sesión en la caminadora con 15 a 30 minutos de acondicionamiento con pesas. Luego, monto la bicicleta durante unos 15 minutos pedaleando lo más rápido posible para acelerar mi pulso a unos 130 a 140 latidos por minuto.

Por lo general, finalizo estas variadas sesiones con algunos ejercicios de calistenia y estiramiento. Estirarme sobre mi balón de ejercicios obra maravillas con mi espalda y cuello. Y apoyar una pierna encima del balón es un ejercicio de equilibrio bastante difícil.

Aparte de todo esto, doy tres clases por semana de una hora cada una de acondicionamiento con pesas, estiramiento y calistenia. Y, siempre que lo permita el clima, camino al aire libre.

He sacado la cuenta: aun unos cuantos minutos de actividad son preferibles a quedarse sentada, por eso trato de incorporar mini–rutinas de ejercicio en mi vida diaria en la medida de lo posible. En casa, si siento la necesidad de descansar de la computadora, salgo a dar una caminata corta, siempre que no sea de noche y que el clima coopere. Si no, bajo al sótano a levantar pesas por unos cuantos minutos. En los domingos, que es cuando lavo la ropa y limpio la casa, me subo en la caminadora por un par de minutos cada vez que bajo a poner la ropa en la lavadora. Y cuando mi esposo y yo vemos la televisión juntos, me obligo a levantarme y moverme durante los comerciales. Me pongo a hacer unas cuantas repeticiones para bíceps con pesas de cinco o seis libras, me agacho y estiro, o hago algunos ejercicios para las piernas.

Cuando voy de compras, me estaciono lejos y siempre llevo el carrito de la compra de regreso a la tienda. Cuando tengo algunos minutos libres entre mis clases de tutoría en la biblioteca, salgo a dar una vuelta. Si hace mucho frío o mucho calor, camino dentro de la biblioteca, y subo y bajo por lo menos una vez la larga escalera del primer al segundo piso.

En resumen, si sumo mis sesiones privadas de ejercicios, las tres clases de levantamiento de pesas que todavía doy cada semana y mis caminatas habituales, creo que estoy entrenando por lo menos siete horas semanales que, a la larga, deberían rendirme resultados favorables. No sé si estos cambios en mi dieta y ejercicios puedan afectar las probabilidades de contraer cáncer de seno o de algún otro tipo, pero tampoco veo cómo me puedan hacer daño.

Mientras tanto, estos cambios están infundiéndome energía, optimismo y confianza. Como he dejado de temer una recurrencia inminente de cáncer de seno, ahora puedo anticipar un futuro prolongado y prometedor.

DIECISÉIS

Mirando hacia el futuro

Desde mi mastectomía he conocido o me he correspondido con varias mujeres que han pasado por lo mismo. Muchas me han comentado que ahora comparten conmigo la misma actitud positiva con respecto a la experiencia total. Es decir, una vez superados el temor y dolor iniciales, así como la rehabilitación y adaptación a su modificada apariencia física, también terminaron más felices, tranquilas y centradas, y con una renovada apreciación por todo lo bueno en sus vidas.

Otro detalle significativo es que sobrevivir el cáncer parece habernos otorgado permiso para tomar nuevos rumbos en nuestras vidas o, por lo menos, para descartar las causas de la mayor parte de nuestras angustias anteriores al cáncer.

La naturaleza básica de mi trabajo y mis objetivos principales en la vida han permanecido inalterables durante décadas. Mi trabajo y mis sueños siempre han girado en torno a los idiomas, al entrenamiento con pesas y a las letras. Pero el cáncer me obligó a analizar ciertos detalles de mi vida de trabajo: a identificar las áreas problemáticas para eliminarlas.

Una de ellas resultó ser la traducción profesional de material comercial del alemán al inglés. Me dedicaba a esta actividad con Sabine Enzinger Hatch, una señora alemana con quien fundé la agencia de traducciones multilingüe *Translation Partners International*. Sabine aún maneja TPI. Pero después del cáncer reconocí que había llegado el momento de retirarme. A pesar de la confianza de ambas en mis habilidades como traductora, el trabajo me resultaba demasiado intenso y agotador. Además, lo poco que ganaba no compensaba todos los aspectos negativos.

Así que en marzo de 1999 le vendí mis acciones a Sabine manifestándole mi disposición a proseguir con esta actividad ocasionalmente (lo cual todavía hago) y le deseé mucha suerte. Es como terminó una sociedad de casi diez años que me enseñó valiosas lecciones sobre el manejo de negocios, mucho sobre el alemán comercial, y aún más sobre mi persona y mi verdadero temperamento.

Finalmente identifiqué otra causa de mis angustias: ser tutora de francés.

Desde adolescente, los idiomas han constituido mi principal interés académico. Mis dos títulos de bachiller, uno de la Universidad de Indiana en 1972 y otro de la Universidad Estatal Metropolitana de Denver en 1991, son en Alemán/Inglés y Alemán/Francés. También tomé algunos cursos en latín en la secundaria y en la universidad. Posteriormente, le añadí numerosos cursos de español a mi repertorio lingüístico.

Soy tutora de idiomas desde 1988. Empecé con alemán. Luego, por mucho tiempo, enseñé alemán y francés. Durante un breve y agitado período, abarqué alemán, francés y español. Pero hace nueve o diez años dejé el francés.

Estudié francés durante años. Por un tiempo, la mayor parte de mi tutoría giró alrededor de ese idioma. ¿Por qué entonces lo dejé, con la excepción de asistir rara vez a las reuniones de un grupo de conversación del sábado aquí en Denver?

Los motivos fueron numerosos, empezando por el hecho mundano que se me estaba volviendo demasiado pesado cargar a la universidad todos los textos, libros de verbos y diccionarios necesarios para enseñar tres idiomas. Otra realidad era que me estaba enamorando del idioma español. Sentía que mi corazón estaba reemplazando un viejo amante por uno nuevo. Anhelaba dedicarle más tiempo al español, deleitándome con su belleza, su complejidad y su innegable utilidad acá en el suroeste de Estados Unidos.

Además, cuanto más me concentraba en el español, más difícil se me hacía separar ciertos detalles entre la gramática francesa y la española. Parecía que el idioma español iba suplantando al francés en mi cerebro. En varias ocasiones esta confusión fue motivo de más de un incidente vergonzoso y no quería dañar mi reputación como tutora de francés.

Por último, había que considerar los motivos económicos. En la zona de Denver el número de alumnos de español excede por mucho a los de alemán o francés, y no era difícil ver que la oferta de alumnos sería prácticamente inagotable si incluía más estudios en español en mi *curriculum vitae*.

Durante los últimos dieciocho años he tomado clases de conversación en español, tres años de clases privadas con una amiga ecuatoriana, numerosos cursos de español en Metro y asistido periódicamente a reuniones del *Denver*

Free Spanish Network/Spanish Meetup, un concurrido y amigable grupo de conversación en español que se reúne dos veces por semana y al que reúno en mi casa una vez al mes.

Hoy enseño más español que alemán a estudiantes de todo nivel en ambos idiomas. He escrito cientos de páginas de material didáctico para mis alumnos. He dictado algunas clases de ESL (English as a Second Language/Inglés como segundo idioma). Unas cuantas veces al año ayudo a Sabine a traducir o corregir uno que otro trabajo en alemán, pero ninguno que sea muy largo o de último minuto. Hago muchos trabajos de corrección y de revisión de pruebas para otros autores; y mi esposo y yo los ayudamos a publicar sus libros en Amazon.com y Smashwords.com. He escrito más de 20 artículos sobre acondicionamiento físico y nutrición para el *Community News*, una revista de Denver ya fuera de publicación. Pueden encontrar esos artículos en mi sitio web, www.leonoredvorkin.com. Espero escribir más artículos de este tipo en el futuro, además de más libros sobre diversos temas.

Me siento satisfecha y tranquila, como que finalmente he hallado la combinación ideal para mi persona. Cuando dejé el francés, sentí que había eliminado de mi rutina una de las pesadas bolas con las que hago malabares todos los días.

Entonces, este fue otro gran beneficio del cáncer. Me dio permiso para dejar de lado lo que me causaba opresión y angustia. A cambio, me dio la libertad para reconocer las actividades que me producen las satisfacciones más profundas y verdaderas, y dedicarme a ellas.

DIECISIETE

Envejecer, aceptar y apreciar

Algunos dirían que no es tan inusual eso de aceptar el yo verdadero y el camino más confortable y natural en la vida. Efectivamente, parece ser lo común al llegar a la mediana edad. Por lo menos, así lo espero. La alternativa trágica es dirigirse hacia el retiro sin nunca haberse sentido realizado en el trabajo de toda una vida.

Por otra parte, en esta sociedad hay demasiadas personas, sobre todo mujeres, a quienes parecen afectarles profundamente los cambios naturales en la apariencia física que vienen con la edad. Las canas, arrugas, manchas, dientes torcidos y desteñidos, flácidos contornos corporales, venas varicosas —se perciben como horrores que deben mantenerse a raya a toda costa.

¿Soy inmune a todo eso? Claro que no. Por más de doce años me teñí el monótono color castaño claro de mi cabello en todos los tonos de rubio y pelirrojo. Cuando tenía 43 años me hice enderezar unos dientes. Más adelante, me hice blanquear los dientes. Cada par de meses una estupenda cosmetóloga, Bernadette Malone, me realiza un tratamiento facial y una microdermabrasión suave. En un futuro no muy lejano, me haré escleroterapia (inyecciones localizadas) para eliminar unas feas redes de venas superficiales y várices que me han aparecido otra vez en las piernas. Y como describí en capítulos anteriores, estoy tratando de perder peso y ponerme en forma haciendo dieta y ejercicios.

Pero mi afán por mantener una apariencia juvenil tiene sus límites. En parte esa actitud se debe a mi deseo de emular a mujeres que admiro. Por ejemplo, mi ex-alumna Peggy Dinkel, con su llamativa cabellera plateada, ha sido un buen ejemplo de cómo envejecer dignamente. Además, luego de observar detenidamente a muchas mujeres de mi edad que tomaron la audaz decisión de liberarse y dejarse las canas, decidí que la mayoría no se ven entradas en años, sino más bien serenas y confiadas. Era precisamente la imagen que yo anhelaba.

Así que poco antes de la mastectomía dejé de teñirme el pelo, razonando que ya no necesitaba seguir sometiendo mi cuero cabelludo a esos tintes. A los pocos meses, un conocido me recompensó con el cumplido de que mi nuevo color —castaño claro con el gris de algunas canas, sobre todo por delante y por arriba— me impartía cierta suavidad. Ahora estoy feliz con el corte sencillo y el color natural de mi pelo.

Debido a que no mostré interés por la cirugía reconstructiva, podrían asumir que no me interesa la cirugía plástica para levantar y estirar otras partes de mi cara o cuerpo. Ciertamente entiendo la necesidad de dichas operaciones para corregir una verdadera deformidad o reparar un daño. Pero, personalmente, no me puedo imaginar dejarme cortar la cara, cuello o párpados por la vana ilusión de retroceder el reloj unos cuantos años.

Otras mujeres pueden tener razones perfectamente válidas para luchar con más ahínco contra los estragos del tiempo. Quizás estén en busca de pareja y sientan que necesitan mejorar su apariencia para competir con mujeres más jóvenes. Quizás sientan que una apariencia juvenil es vital para triunfar en el mundo de los negocios. Quizás, sencillamente, no estén contentas con su apariencia.

Pero para mí eso finalmente se resumió en aceptación: acepté la realidad de ser una mujer madura. Ahora me atrevo a decirle a cualquiera, sin dudarlo ni un instante, que nací el 5 de mayo de 1946. ¿Por qué tratar de ocultar ese simple hecho? En esta era de la Internet, es información que cualquier persona curiosa puede conseguir con mucha facilidad. Además, al igual que David, estoy encantada de tener la edad para la Seguridad Social, el Medicare y todos los descuentos para las personas mayores.

Hoy, creo que mi nueva y relajada actitud hacia la edad es uno de los beneficios más significativos de haber sobrevivido el cáncer. Después de la mastectomía, simplemente me alegraba estar viva. Desde entonces, cada cumpleaños me ha parecido un regalo maravilloso. Mi temor a envejecer se evaporó junto con la mayor parte de mi vanidad y preocupación por verme lo más joven posible.

Después del cáncer, me di cuenta de que estaba cansada de tanto esfuerzo por verme joven, de preocuparme por mi apariencia. ¡Había tantos y mejores rumbos donde encaminar mis energías! Mi prioridad número uno debía ser mejorar mi salud; segundo, asegurarme que mi familia y amigos supieran cuánto los quiero y aprecio. Tercero, necesitaba examinar y ordenar muchos aspectos de mis actividades de trabajo.

Quién sabe, quizás el cáncer simplemente aceleró un proceso de aceptación que había empezado antes, al poco tiempo de cumplir los 50 —un hito que suele marcar un momento decisivo en las vidas de las personas, sean hombres o mujeres. Al otro lado de ese hito suele presentarse un paisaje de tranquilidad y propósito.

Felizmente, parece bastante común que las personas mayores de 50 se reconcilien con los dolores y pérdidas de su pasado, dejen de enojarse por trivialidades, y centren su atención en las personas y cosas que les son de más importancia. Como me dijo David en algún momento después de cumplir los 50: a partir de esta edad todo empieza a caer en su lugar.

He observado que el grato proceso de reconciliarse con el pasado y centrar la atención en lo esencial se acelera durante las siguientes décadas de la vida. Siempre me ha impresionado lo felices que lucen tantas personas de edad, y ahora su secreto ha dejado de ser un misterio para mí.

Al desvanecerse la inquietud por lograr una eterna juventud y por escalar a la cumbre de la escalera profesional, surge una sensación de libertad: la libertad para ser uno mismo, cada vez más libre de las expectativas de los demás.

Conversando con gente de mi edad, me he enterado de que no es raro que las personas mayores de 50 busquen nuevos horizontes —estudiando, creando, viajando, comunicándose con otros de nuevas maneras— aun cuando acepten en paz la desparición de los sueños y ambiciones que nunca se harán realidad. Para los que tengan la suerte de pasar por esa experiencia, es un proceso sumamente placentero, liberador y hasta estimulante.

A través de muchas conversaciones personales, correos electrónicos y mis propias vivencias, he aprendido que al sobrevivir un accidente o enfermedad grave se acelera en gran medida esa progresión normal, ya que se descubre lo que realmente es importante en esta vida. Esto le permite a la persona centrar su atención después del catastrófico suceso de manera nunca antes imaginada.

Esto se debe en parte a que el proceso de recuperación obliga a la persona a aminorar el paso, modificando o incluso suspendiendo su rutina, quizás por un largo período. En estos nuevos momentos de reflexión, es posible calar lo más íntimo del ser. Preste atención, porque es la voz de la sabiduría —que podría recomendarle dejar de lado vanidades y ambiciones obsoletas; aliviarle los dolores del pasado, aconsejándole olvidar y perdonar; o encaminarle por nuevos rumbos, tanto en el ámbito profesional como el personal.

Por último, pero no por ello menos importante, sobrevivir renueva la apreciación por todo lo bueno en esta vida: el amor de la familia y amigos, los pequeños placeres cotidianos y la belleza a nuestro alrededor que muchas veces ni vemos. Nunca fui totalmente ciega a estas cosas, pero el cáncer me las ha enfocado con mayor nitidez.

Por momentos me sorprende la alegría que me producen las simplezas de la vida: el intenso color del té negro en su taza azul cobalto, la refrescante acidez de las moras sobre el cereal de mi desayuno, la dulce armonía de la música clásica que me acompaña cuando escribo, el conmovedor arrullo de una paloma, el olor de la lluvia fresca sobre la tierra sedienta de Colorado, la vista de dos ardillas retozonas persiguiéndose alrededor del tronco de un árbol.

A veces siento que primero estuve enferma y después volví a nacer. Al despertar, vi el mundo a través de otros ojos: las pupilas anhelantes y apreciativas de un niño.¡Ojalá que nunca pierdan su frescura!

DIECIOCHO

¿Qué nos depara el futuro?

Nadie puede predecir el futuro, y creer que se puede controlar es un desatino peligroso. Se puede tratar de influenciarlo y prepararse para él, pero no se puede controlar. ¿Quién sabe lo que nos espera en la otra esquina: esperanza y felicidad, o desgracia y muerte?

Me imagino que habrán observado que no estoy sentada cruzada de brazos, con actitud derrotista y fatalista, esperando que el cáncer me ataque y me venza. ¡Ni hablar! Estoy disfrutando de la vida como nunca antes. Estoy haciendo lo posible por mantener mi salud, o mejorarla. Trabajo por lo menos seis días a la semana en lo que me gusta. Anticipo más décadas de aprendizaje y creatividad. Espero llegar a ver a varios familiares y amigos más felices y saludables de lo que son. Y espero reforzar, suavizar y realzar las relaciones con muchas de las personas en mi vida.

¿Acaso pienso que esta actitud positiva va a actuar como armadura impenetrable contra el cáncer? No, no lo creo. Porque como he mencionado antes, he leído y escuchado demasiadas pruebas a lo contrario.

Qué maravilloso fuera que, una vez desterrado, el cáncer no reapareciera. Pero no sucede así. Por esto he reflexionado durante largas horas sobre mi posible reacción frente a una recurrencia de cáncer.

¡Cuán afortunada fui! El seguro cubrió los gastos de la enfermedad a través del empleo de mi esposo. David estuvo en favor de la operación en todo momento. Conté con la garantía de una cirujana competente. Mi mastectomía fue la menos complicada de todas. No hubo compromiso ganglionar ni perdí tejido del músculo pectoral. No necesité quimioterapia ni radioterapia. No perdí el cabello. No se me hinchó el brazo. Y si no fuera por la acumulación de líquido en el torso y el golpe en el hombro, mi recuperación hubiera sido rápida y total.

Efectivamente, fui muy afortunada.

¿Y qué tal si hubiera una segunda vez, donde el cáncer se propagara y el tratamiento no fuera tan soportable ni eficaz? ¿Entonces qué? Frente a un dolor más intenso y perdurable, frente a una muerte inminente, ¿podría mantenerme tan valiente y optimista como la primera vez y como me mantengo hasta hoy?

La verdad es que no lo sé. Pero me gustaría pensar que así sería.

El hecho es que, en mi caso, una recurrencia de cáncer, aunque fatal, no sería tan trágica como en el de una persona joven, sobre todo si tiene una familia que mantener. Me puedo imaginar sus emociones frente a la muerte: temor y dolor, además de ira y del sentimiento de haber sido estafada por el Destino. Debe requerir mucho carácter reconciliarse con ese hecho —si fuera posible— antes de esfumarse la vida.

Pero no soy esposa ni madre joven. He gozado de una vida relativamente larga y plena, más que muchos millones de personas alrededor del mundo y a través de la historia.

Como mis padres fueron maestros, no podría describir como próspera a mi numerosa familia, pero tampoco conocimos la pobreza. Cuando crecía, recibí mucho amor, una buena educación y oportunidades de viaje, incluidos dos años durante mi adolescencia en el sur de Alemania. (Fue durante ese período que nació mi pasión por los idiomas.) Como adulta, he sido obsequiada con un matrimonio estable, una relación estrecha con nuestro hijo, muchos fieles amigos, empleos gratificadores y la realización de algunos de mis sueños de toda la vida.

Por lo tanto, ¿qué derecho tengo para exigir más o sentirme estafada en extremo si no recibo más décadas de vida y felicidad? Claro que las *deseo*, pero de ninguna manera se me ocurriría pensar que son mi *derecho*.

Además, en el caso de enfermedad más grave en el futuro, sé que no desearía que mi destino fuera una carga para todos los me rodearan y trataran de ayudar. En el peor de los casos, *tratar* de mantener una actitud valiente y animada frente al dolor y al sufrimiento sería mi mejor y último obsequio a aquellos que me aman y se preocupan por mí.

Sin embargo, ¡no hablemos de muerte por ahora! Más bien, regocijémonos en lo bueno que nos ha dado la vida y en el bien que podemos hacer por los demás. Tengamos la esperanza de gozar de buena salud y mayor felicidad, y hagamos lo humanamente posible por conseguirlas. Apoyemos con nuestras palabras y bolsillos a todos aquellos dedicados a la erradicación del cáncer y otras terribles enfermedades. Debido a que la detección y el tratamiento tempranos son vitales, asumamos la responsabilidad de elegir representantes gubernamentales con la visión y disposición de otorgarles cobertura de salud a todos.

¿Y luego? Pues abramos un volumen de cuentos por Anton Chekhov y leamos dos líneas, llenas de esperanza, de la conclusión de *Tres años*, que nos infundirán tranquilidad y valor: *¡Algo aún nos aguarda en el futuro!* . . . *Hemos de vivir —y hemos de ver.*

(*Anton Chekhov, Selected Stories.* Traducción al inglés por Ann Dunnigan. Signet/New American Library, 1960.)

Posdata

Este libro es la versión corregida, actualizada y aumentada del texto original *Why I'm Glad I Had Breast Cancer* (Wildside Press, 2005) y su edición subsecuente. El título de esa segunda edición también fue *Another Chance at Life: A Breast Cancer Survivor's Journey* y fue publicado en ediciones de tapas gruesas y ediciones económicas por Norilana Books en el 2009. Para la presente edición 2012 y la edición en español, he elegido publicación autónoma en formatos impresos y electrónicos de Smashwords.com y Amazon.com (CreateSpace).

También pueden obtener la versión corregida y actualizada de *Apart from You* (2010), mi única novela, en formatos impresos y electrónicos, en Amazon y Smashwords.

Los siguientes cinco apéndices contienen información sobre el carcinoma ductal in situ (CDIS), una lista de factores de riesgo para el cáncer de seno, lo que puede hacer para reducir el riesgo, recomendaciones de productos para mastectomía, el título de una publicación sobre cáncer, y mucho más.

Escribí los apéndices porque quería que todas las ediciones post–2005 de mi libro fueran tanto prácticas como personales y filosóficas.

La información de los siguientes apéndices también apareció al final de la edición 2009 de Norilana Books de este libro, y también ha sido actualizada.

Si desean comunicarse conmigo para preguntas o comentarios, les agradecería me escriban a leonore@leonoredvorkin.com

David y yo los invitamos a visitar nuestros sitios web para ver fotos de nosotros, nuestros *curriculum vitae*, información completa sobre nuestros libros y ensayos, mis artículos publicados sobre temas de salud, detalles sobre mis clases, mi poesía haiku, y mucho más. La dirección del sitio web de David es www.dvorkin.com y la mía es www.leonoredvorkin.com

APÉNDICE 1

Introducción a los Apéndices 1 y 2
Información actualizada sobre el CDIS
(carcinoma ductal in situ)
Información sobre el cáncer de seno

1. Introducción a los Apéndices 1 y 2

Tuve CDIS (carcinoma ductal in situ), un tipo de cáncer de seno, en 1998. Por lo tanto, supuse que al buscar información actualizada sobre este tipo de cáncer de seno y su tratamiento encontraría muchos cambios en estos últimos años. Pero no es así. Si bien ahora hay mucha más información sobre el CDIS en la Internet, en su mayor parte de fácil acceso y lectura, el consejo para su diagnóstico y tratamiento sigue siendo casi el mismo que leí y me dio mi cirujana en 1998. Sigo convencida de que tomé la decisión correcta al elegir una mastectomía y sigo contenta de haberme evitado las radioterapias.

Sírvase observar que la intención de este primer apéndice es simplemente ofrecer una vista general del CDIS y su tratamiento.

El Apéndice 2 presenta una vista general de los factores de riesgo para el cáncer de seno, examina algunos mitos relacionados con este tipo de cáncer y sugiere maneras de reducir su riesgo personal.

Se puede obtener una idea de los distintos tipos de cáncer de seno entrando en Google y buscando «types of breast cancer» (tipos de cáncer de seno). Para el 2012, el URL (Localizador Uniforme de Recursos) de la Clínica Mayo que resume los tipos de cáncer de seno es: http://www.mayoclinic.com/health/breast-cancer/HQ00348

Para más información sobre el cáncer de seno, consulte los sitios web mencionados más adelante (también hay muchos otros más) o consulte con su profesional de la salud.

La información que he recopilado proviene de fuentes diversas. Al final de este apéndice he incluido una lista de los sitios web de los que obtuve la mayor parte de mi información. Entre ellos, cabe mencionar: American Cancer Society, Mayo Clinic, National Cancer Institute, Susan G. Komen Foundation, WebMD e Imaginis/The Women's Health Resource. Casi todos los detalles que cubro los encontré en más de un sitio web.

Cada apéndice contiene los títulos de los artículos de los cuales obtuve algunos detalles más específicos, junto con su URL correspondiente.

Me he esforzado por proporcionar información clara y confiable proveniente de una diversidad de fuentes autoritativas. Las referencias bibliográficas fueron actualizadas en la primavera del 2012. Sin embargo, *esta información de ninguna manera pretende ser consejo médico específico.* De ninguna manera debe usar esta información como sustituto de la consulta ni del diagnóstico médico.

2. Detalles sobre el CDIS (diversas fuentes consultadas — lista más abajo)

El CDIS no es el tipo más frecuente de cáncer de seno. El tipo más frecuente es el CDI, carcinoma ductal invasivo, que representa un 70% de todos los casos de cáncer de seno. Pero el cáncer que yo tuve fue CDIS, por lo que es el tipo de cáncer que elegí cubrir aquí en detalle.

El término CDIS, carcinoma ductal in situ, se refiere a una agrupación localizada de células cancerosas en los conductos lácteos del seno, y que todavía no han penetrado las paredes del conducto e invadido los tejidos o nódulos linfáticos a su alrededor.

En Estados Unidos se diagnostican unos 57,650 casos de CDIS al año. Es el tipo más frecuente de cáncer de seno *no invasivo*.

Número total de casos de cáncer de seno y tasas de supervivencia:

Actualmente, en Estados Unidos se diagnostican cada año unos 230,480 casos de cáncer de seno *invasivo* en mujeres, y algo más de 2,000 casos en hombres. Las tasas de supervivencia del cáncer de seno continúan mejorando, pero su mejora varía según el subgrupo poblacional. En Estados Unidos, el subgrupo con menor tasa de supervivencia es el de las mujeres afroamericanas; un factor es que tienden a tener tumores más agresivos. En Estados Unidos fallecen unas 40,460 mujeres anualmente a consecuencia del cáncer de seno. El cáncer pulmonar cobra más vidas de mujeres que cualquier otro cáncer.

La American Cancer Society publica cada dos años un extenso informe con estadísticas de cáncer de seno, así como la información más reciente para su prevención, detección y tratamiento. Su última publicación fue «Breast Cancer Facts and Figures 2011-2012» (Datos y cifras del cáncer de seno). [1]

Aún se desconocen las causas exactas del CDIS.

La mayoría de los casos de CDIS se diagnostican mediante mamografías y no mediante exploración mamaria. Sin embargo, algunas mujeres presentan una masa palpable o secreción del pezón antes del diagnóstico. (Yo presenté ambos.) El CDIS aparece en la mamografía como partículas de calcio, generalmente demasiado pequeñas como para ser detectadas por la exploración mamaria. La American Cancer Society recomienda una mamografía anual a todas las mujeres a partir de los 40 años.

La sospecha de CDIS se confirma mediante una biopsia del seno. (Como detallé en el Capítulo 2, antes de recibir el diagnóstico de CDIS, se me realizaron dos exploraciones mamarias, una mamografía, una ecografía y una biopsia.)

El CDIS es la forma más temprana de cáncer de seno, ó «Estadio 0» de cáncer.

Los estadios de cáncer de seno más avanzado son: Estadio I, Estadio IIA, Estadio IIB, Estadio IIIA, Estadio IIIB, Estadio IIIC y Estadio IV. Su clasificación tiene en cuenta factores como el tamaño del tumor, su presencia en los ganglios linfáticos y, finalmente, su presencia en otros órganos como los pulmones, el hígado, los huesos o el

---

[1] «Breast Cancer Facts and Figures 2011–2012» (Datos y cifras del cáncer de seno)
American Cancer Society
http://www.cancer.org/Research/CancerFactsFigures/BreastCancerFactsFi gures/breast–cancer–facts–and–figures–2011–2012

cerebro. Para más información sobre los estadios del cáncer de seno, ver las tres páginas web citadas abajo, que corresponden al National Cancer Institute, Breastcancer.org, and Faslodex.com. [2]

El CDIS no constituye una emergencia médica. La mujer con diagnóstico de CDIS puede tomarse el tiempo que necesite para informarse y sopesar sus opciones antes de cualquier decisión final. Es muy importante que mantenga una comunicación franca con su médico.

Ya que es difícil predecir si las pacientes con CDIS desarrollarán cáncer invasivo, son cruciales el diagnóstico y el tratamiento tempranos. Con un tratamiento apropiado, la prognosis para la mujer con CDIS es excelente.

Los dos tratamientos más frecuentes para el CDIS son la cirugía conservadora con radiación (con mayor frecuencia, radiación externa con rayos de alta energía) y la mastectomía simple. La cirugía conservadora, o lumpectomía, es una intervención quirúrgica que preserva parte del tejido mamario. Consiste en la extirpación del tumor canceroso junto con parte del tejido normal que lo rodea. La mastectomía simple (la que yo tuve) consiste en la extirpación quirúrgica del seno, pero conservando intacto el músculo pectoral subyacente. Dependiendo de algunos factores, podrían también tomarse muestras de algunos de los nódulos linfáticos axilares.

Si bien la tasa de supervivencia es igual para ambos procedimientos, la tasa de recurrencia es ligeramente más

---

[2] Estas tres páginas web ofrecen información detallada y clara sobre los diferentes estadios del cáncer de seno:
http://www.cancer.gov/cancertopics/pdq/treatment/breast/Patient/page2
http://www.breastcancer.org/symptoms/diagnosis/staging.jsp
http://www.faslodex.com/breast–cancer/stages.aspx

alta para las mujeres que optan por el tratamiento conservador que por la mastectomía simple. A menudo, el cáncer de seno vuelve a manifestarse en la misma zona que el cáncer original. La tasa de recurrencia del CDIS es más alta en las mujeres menores de 40 años.

Por lo general, el cirujano no realizará el tratamiento conservador si necesita extirpar más de la cuarta parte del seno.

Algunos de los otros casos en que no se recomienda el tratamiento conservador son: historia de radioterapia al seno o al tórax, historia de enfermedades del tejido conectivo (también conocido como tejido conjuntivo), varias áreas de cáncer en el mismo seno, y embarazo.

Si se encuentra cáncer en varias áreas del mismo seno, lo más probable es que a la paciente se le recomiende una mastectomía. Sin embargo, no es recomendable la mastectomía en la paciente de edad avanzada o con salud deficiente.

La radioterapia externa después del tratamiento conservador implica tratamientos diarios por un período de 6 a 7 semanas. La radiación interna, que dirige la fuente de radiación al interior de la cavidad de la lumpectomía, reduce el tratamiento a sólo 5 días. Algunos de los efectos adversos de la radiación externa son: hinchazón, apariencia de quemadura solar en el área afectada, sensación de pesadez en el seno, fatiga e inapetencia. Por lo general, estos efectos son a corto plazo. Según los últimos estudios parece que la radioterapia inmediata, o dentro de las 20 semanas después de la cirugía, mejora la tasa de supervivencia de las mujeres con cáncer en sus etapas iniciales.

Se puede realizar la reconstrucción del seno después de la mastectomía, ya sea inmediatamente o en una fecha futura, si la paciente así lo eligiera. Sin embargo, la mayoría de las mujeres que han tenido mastectomías eligen usar prótesis. (Es lo que yo decidí.) La American Cancer Society tiene un documento sumamente útil e informativo sobre este tema, «Breast Reconstruction After Mastectomy» (Reconstrucción del seno después de una mastectomía), que cubre los tipos de operación de reconstrucción, los factores que determinan quién sería buena candidata para este tipo de operación, preguntas para su cirujano plástico, los riesgos de infección y otras posibles complicaciones, las mamografías con implantes, y mucho más. [3]

3. Dónde encontrar información sobre el cáncer de seno

American Cancer Society, CDC (Centers for Disease Control and Prevention), Mayo Clinic, National Cancer Institute y Susan G. Komen Foundation son sólo una muestra de organizaciones respetadas y confiables que tienen sitios web con mucha información clara. Como ya mencioné, esos son los sitios de los cuales he obtenido mucha de la información en este apéndice. WebMD e Imaginis también me parecieron muy útiles.

Muchas de las páginas web ofrecen vínculos con la misma información en español, así como en otros idiomas.

---

[3] «Breast Reconstruction After Mastectomy» (Reconstrucción del seno después de una mastectomía)
American Cancer Society, www.cancer.org, 2012
http://www.cancer.org/Cancer/BreastCancer/MoreInformation/BreastReconstructionAfterMastectomy/index

Y–ME es una red de contactos que ofrece información por escrito y asesoría por teléfono en muchos idiomas. Pam, la amiga a quien dediqué este libro, recibió apoyo y consejos muy útiles de Y–ME cuando tuvo cáncer de seno. Visite www.y-me.org o llame al 1–800–221–2141 y la comunicarán inmediatamente con una sobreviviente de cáncer de seno.

Principales fuentes de información para los Apéndices 1–3

American Cancer Society: http://www.cancer.org
CDC, Centers for Disease Control and Prevention:
    http://www.cdc.gov
Mayo Clinic: http://www.mayoclinic.com
Medifocus:
    http://www.ductalcarcinoma–info.com
National Cancer Institute:
    http://www.cancer.gov
Susan G. Komen Foundation: ww5.komen.org
http://www.imaginis.com
http://www.mammosite.com

APÉNDICE 2

Introducción al Apéndice 2
Factores de riesgo para el cáncer de seno
Otros posibles factores de riesgo
Rumores y realidad: mitos del cáncer de seno
¿Se puede prevenir el cáncer de seno?

1. Introducción al Apéndice 2

Es importante recalcar que tener uno o más factores de riesgo de cáncer de seno no significa que necesariamente se va a contraer cáncer. La mayoría de las mujeres con uno o más factores de riesgo nunca desarrollan cáncer de seno, mientras muchas mujeres sin factores de riesgo aparentes, exceptuando ser mujer y tener edad avanzada, lo contraen. Aun así, informarse sobre los factores de riesgo conocidos puede ayudar a la mujer a tomar decisiones sobre su estilo de vida que reduzcan su riesgo de cáncer de seno de alguna manera.

Por experiencia personal puedo afirmar que si bien acumular información sobre el cáncer de seno o cualquier otra enfermedad puede causar preocupación, también puede ser útil para efectuar cambios en el estilo de vida y tomar decisiones importantes sobre la salud. Con esta idea en mente, he recopilado las siguientes listas: factores de riesgo de cáncer de seno conocidos, posibles factores de riesgo y mitos populares sobre el cáncer de seno.

El Dr. Richard Ratigan, el médico que revisó estos apéndices, me sugirió añadir aquí algunas palabras optimistas y me complace seguir su consejo. Este es el resumen del mensaje que me envió: «Creo que no se debe vivir con temor y preocupación. La detección temprana, el diagnóstico y el tratamiento son ahora mejores que nunca. Si se lleva un estilo de vida razonable y se presta atención a los factores de riesgo, se puede tener esperanza y confianza en el futuro.»

Al final de este apéndice he incluido los títulos de los artículos de los cuales obtuve algunos detalles específicos y sus URL correspondientes.

Mis principales fuentes de información para los Apéndices 1–3 fueron citados al final del Apéndice 1.

2. Factores de riesgo del cáncer de seno (lista recopilada de varias fuentes)

- Sexo femenino. El cáncer de seno es 100 veces más frecuente en la mujer que en el hombre.
- Edad. El riesgo aumenta con la edad. Por lo general, las tasas de cáncer de seno son bajas en las mujeres de menos de 40. La edad promedio para el cáncer de seno es 61. Las tasas de cáncer de seno más altas ocurren después de los 70.
- Historia personal de cáncer de seno. Este factor cuadriplica el riesgo de recurrencia de cáncer de seno.
- Historia familiar de cáncer de seno, sobre todo en parientes cercanos. Si se tiene una pariente

consanguínea de primer grado con cáncer de seno (madre, hermana o hija), se duplica el riesgo. Si se tienen dos (madre, hermana o hija), se quintuplica el riesgo. Del 20% al 30% de las mujeres con cáncer de seno tienen una familiar con esta enfermedad.

- Factores genéticos heredados, que son responsables por un 5 a 10% de los casos de cáncer de seno. Las mutaciones genéticas heredadas más frecuentes se encuentran en los genes BRCA1 y BRCA2. En algunos casos son útiles las pruebas genéticas. El grupo de mujeres con más probabilidad de mutaciones en los genes BRCA son las mujeres de herencia judía ashkenazi (Europa Oriental), pero dichas mutaciones pueden ocurrir en cualquier grupo racial o étnico.

- Historia de ciertas condiciones mamarias benignas. No todas son peligrosas. La American Cancer Society tiene un documento sobre estas condiciones titulado «Non–cancerous Breast Conditions» (Condiciones no cancerosas en el seno).

- Tejido mamario denso. Además, dificulta la detección de problemas en la mamografía.

- Sobrepeso u obesidad después de la menopausia. Según el National Cancer Institute, la obesidad aumenta el riesgo de varios tipos de cáncer como el cáncer de seno (después de la menopausia), colon, riñón, esófago y endometrio (el revestimiento del útero). Además, es más difícil detectar tumores mamarios en la mujer obesa, por lo que generalmente recién se le detecta el cáncer en una etapa más avanzada. [1]

- Grupo racial. La mujer caucásica es ligeramente más susceptible al cáncer de seno que la mujer de las demás razas. Sin embargo, la tasa de mortalidad de la mujer afroamericana es más alta ya que tiende a tener tumores más agresivos. Las tasas de cáncer de seno de las mujeres asiáticas, hispanas e indias americanas son más bajas.

- Historia de radioterapias al tórax, por ejemplo, las aplicadas debido a otros tipos de cáncer, sobre todo durante la adolescencia cuando se desarrollan los senos. Según la American Cancer Society, este factor aumenta el riesgo de cáncer de seno de manera considerable con la edad.

- Exposición a DES, dietilstilbestrol. Este fármaco fue recetado a algunas mujeres embarazadas entre 1938 y 1971 para prevenir abortos espontáneos o partos prematuros. Según el CDC, las mujeres que tomaron DES durante el embarazo y las que fueron expuestas al DES en el útero corren mayor riesgo de cáncer de seno. La American Cancer Society tiene un documento sobre este tema titulado «DES Exposure: Questions and Answers» (Exposición al dietilstilbestrol: Preguntas y respuestas).

---

[1] «Obesity and Cancer: Questions and Answers» (La obesidad y el cáncer: preguntas y respuestas)
National Cancer Institute, 2012
http://www.cancer.gov/cancertopics/factsheet/risk/obesity
En español:
http://www.cancer.gov/espanol/recursos/hojas–informativas/riesgo–causas/obesidad–respuestas

- Menstruación temprana, antes de los 12 años de edad.
- Uso reciente de anticonceptivos orales (píldoras para el control de la natalidad). Parece que las mujeres que dejaron de tomar anticonceptivos orales hace más de diez años no tienen aumento de riesgo de cáncer de seno. Según el National Cancer Institute, los anticonceptivos orales también aumentan el riesgo de cáncer cervical y de hígado, pero disminuyen el riesgo de cáncer de ovarios y de endometrio (el revestimiento del útero). [2]
- Según el Siteman Cancer Center, los anticonceptivos orales aumentan el riesgo de cáncer de seno, ataques al corazón y derrame cerebral en la mujer; si además fuma, aumenta de manera considerable su riesgo de ataques al corazón y derrames. Sin embargo, también manifiesta que el uso de anticonceptivos orales por un mínimo de cinco años puede disminuir el riesgo de cáncer de colon, útero y ovarios. [3]
- El documento sobre mitos del cáncer de seno de *Imaginis* sostiene que los anticonceptivos orales

---

[2] «Oral Contraceptives and Cancer Risk»
National Cancer Institute, 2012
http://www.cancer.gov/cancertopics/factsheet/Risk/oral–contraceptives
En español: «Las píldoras anticonceptivas y el riesgo de cáncer»
http://www.cancer.gov/espanol/recursos/hojas–informativas/riesgo–causas/pildoras–anticonceptivas–riesgo

[3] «Breast Cancer Risk Factors» (Factores de riesgo del cáncer de seno)
Esta es una lista muy clara de 20 factores de riesgo recopilada por el Siteman Cancer Center, Washington University in St. Louis School of Medicine, C 2007–2010
http://www.yourdiseaserisk.wustl.edu/hccpquiz.pl?lang=english&func=show&quiz=breast&page=risk_list

representan un riesgo bajo, excepto en el caso de la mujer con una historia familiar extensa de cáncer de seno y que tomó anticonceptivos antes de 1975, cuando la dosis de estrógeno en la píldora era mucho más alta. [4]

- Nunca haber estado embarazada.
- Tener el primer bebé después de los 30 años. Haber tenido más de un embarazo de joven parece reducir el riesgo de cáncer de seno.
- Nunca haber amamantado.
- Menopausia tardía, después de los 55 años de edad.
- Terapia de reemplazo hormonal: Terapia de reemplazo hormonal a largo plazo empleando estrógeno y progesterona. También se conoce como terapia hormonal para la menopausia. Si se usa la terapia de reemplazo hormonal, debe hacerse por el menor tiempo posible.
- Según algunos estudios, el uso de terapia de reemplazo hormonal con sólo estrógeno por más de diez años puede aumentar el riesgo del cáncer de ovarios y de seno.
- Consumo de alcohol. Se aconseja no beber más de una copa diaria y, cuanto menos, mejor. También se ha hallado una conexión entre el consumo excesivo de alcohol y el cáncer de boca, garganta, esófago e hígado.

---

[4] «Myths About Breast Cancer» (Mitos sobre el cáncer de seno)Imaginis, 2012
http://www.imaginis.com/general–information–on–breast–cancer/myths–about–breast–cancer–5

- Inactividad. El ejercicio habitual puede reducir el riesgo de cáncer de seno, pero sólo en combinación con el descanso adecuado. Según un estudio de diez años que realizó el National Cancer Institute, la actividad física habitual puede reducir el riesgo general del cáncer de seno y de colon en la mujer, pero la falta de sueño (con regularidad menos de siete horas por noche) puede cancelar los beneficios del ejercicio para prevenir el cáncer. [5]

- La American Cancer Society recomienda de 45 a 60 minutos de ejercicio por lo menos 5 días a la semana, pero aun de 1.5 a 2.5 horas por semana de caminatas a paso ligero puede reducir el riesgo de cáncer de mama en 18%. [6]

- Estatura alta. Este dato curioso puede estar relacionado a que algunas hormonas del crecimiento también aumentan el riesgo de división defectuosa en las células, lo que puede producir células anormales y cancerosas. [7, 8]

---

[5] «Exercise and Rest Reduce Cancer Risk» (El ejercicio y el descanso reducen el riesgo de cáncer)
Science Daily, Noviembre 8, 2008
http://www.sciencedaily.com/releases/2008/11/081117153154.htm

[6] «What Are the Risk Factors for Breast Cancer?» (¿Cuáles son los factores de riesgo del cáncer de seno?)
American Cancer Society, 2011–2012
http://www.cancer.org/Cancer/BreastCancer/DetailedGuide/breast–cancer–risk–factors
En español:
http://www.cancer.org/Espanol/cancer/cancerdeseno/Guiadetallada/cancer–de–seno–causas–factores–de–riesgo

[7] Breast Cancer Risk Factors (Factores de riesgo del cáncer de seno)
Información contenida en la lista del Siteman Cancer Center sobre el vínculo entre el cáncer de seno y la estatura alta como factor de riesgo.
Ver #3 arriba.

- Huesos fuertes y densos después de la menopausia. Normalmente, tener huesos fuertes es algo positivo, pero no cuando se trata de predecir el riesgo de cáncer de seno. Según un estudio con más de 10,000 mujeres durante más de ocho años, cuanto más fuertes son los huesos de la mujer posmenopáusica, mayor es su riesgo de contraer cáncer de seno. [9]

- El modelo Gail es un test relativamente sencillo que le puede ayudar a usted o a su médico a predecir su riesgo de cáncer de seno. [10] Sin embargo, no es útil para predecir el riesgo de cáncer de seno de la mujer que ya ha tenido

---

[8] «Increased Height Tied to Higher Cancer Risk» (Vínculo entre la estatura alta y un mayor riesgo de cáncer)
OncoLink, Julio 21, 2011 (Abramson Cancer Center of the University of Pennsylvania)
OncoLink en español:
http://es.oncolink.org/es_index.cfm?CFID=54397746&CFTOKEN=26016604
Ser alta aumenta el riesgo de cáncer en el cuerpo, incluidos los senos.
En algunos otros sitios web se menciona un vínculo positivo entre el cáncer de seno y la estatura, pero este vínculo es sólo obvio en las mujeres premenopáusicas.
También ver: "Height linked to cancer risk" (Vínculo entre la estatura y el riesgo de cáncer)
Consumer Reports, Julio 25, 2011
http://news.consumerreports.org/health/2011/07/height–linked–to–cancer–risk.html

[9] «Research Looks at Link Between Bone Density and Risk» (Se investiga el vínculo entre la densidad ósea y el riesgo)
Breastcancer.org, Julio 28, 2008
http://www.breastcancer.org/risk/new_research/20080728.jsp

[10] Breast Cancer Risk Assessment Tool (Gail model) [Prueba para evaluar su riesgo de cáncer de seno (Modelo Gail)]
National Cancer Institute, modificado Mayo 16, 2011
http://www.cancer.gov/bcrisktool/

cualquier tipo de cáncer de seno, incluido el CDIS. Puede encontrar este test en el sitio web del National Cancer Institute: http://www.cancer.gov/bcrisktool/

3. Otros posibles factores de riesgo

Se están realizando estudios sobre los *posibles* vínculos entre el cáncer de seno y:

* Ciertos cosméticos, plásticos y pesticidas. Se ha hallado una conexión entre la exposición en la niñez al pesticida DDT (como en mi caso) y un aumento de riesgo de cáncer de seno. El uso del DDT en Estados Unidos se inició en 1945, llegó a su máximo en 1959 y se prohibió en 1972 aunque todavía se utiliza en muchas partes del mundo. [11]
* Dieta rica en grasas saturadas y poliinsaturadas. Parece ser que las grasas monoinsaturadas son buenas para la salud en muchos aspectos. Se encuentran en los alimentos como las nueces, semillas, aceite de oliva extra virgen, pescados oleaginosos y aguacates. Además de la American Cancer Society, otras organizaciones también proponen dietas saludables con énfasis en los productos vegetales. Recomiendan la inclusión de por lo menos cinco porciones diarias de frutas y verduras, granos integrales en lugar de granos

---

[11] «Study finds DDT, breast cancer link» (Estudio vincula el DDT y el cáncer de seno)
Los Angeles Times, Septiembre 30, 2007
http://articles.latimes.com/2007/sep/30/nation/na–ddt30

refinados, y reducción del consumo de carnes rojas y procesadas.

- Fumar. — El vínculo entre el tabaco y el cáncer de seno varía según el sitio web de cáncer que se explore. Un artículo que vincula en alto grado el tabaco con el cáncer de seno es «Impact of Smoking on Breast Cancer Risk Greater than Thought» (Fumar afecta el riesgo de cáncer de seno más de lo que se pensaba), Medscape Today, May 24, 2011. Dicho estudio concluye que las mujeres que han fumado por 35 años o más aumentan su riesgo de cáncer de seno en 59%. Aquellas que han fumado de 15 a 35 años aumentan su riesgo en 34%. Fumar por menos de 15 años no aumenta el riesgo. Ver: http://archive.tobacco.org/news/320452.html

- Exposición al humo secundario, sobre todo en las mujeres jóvenes premenopáusicas.

- Productos de soya si la mujer es posmenopáusica, y tiene o ha tenido cáncer de seno. Los fitoestrógenos en los productos de soya podrían elevar sus niveles de estrógeno. Sin embargo, según otros estudios los productos de soya no representan peligro. [12]

- Tensión emocional. Algunos estudios han encontrado vínculos con el cáncer; otros, no.

- Turnos de noche en los empleos.

---

[12] «Soy and Breast Cancer» (La soya y el cáncer de seno) Imaginis, 2012 http://www.imaginis.com/nutrition–for–women/soy–and–breast–cancer–2

4. Rumores y realidad: mitos del cáncer de seno

Imaginis/The Women's Health Resource (2012) contiene un excelente resumen, «Myths About Breast Cancer» (Mitos sobre el cáncer de seno), sobre los mitos relacionados con el cáncer de seno. Cuando entré a Google para buscar «myths about breast cancer» fue el primer artículo del listado. El resumen incluye estudios sobre los bultos en el seno, el café, las mamografías, los sostenes con alambres, los anticonceptivos orales, la detección y el tratamiento del cáncer de seno, y mucho más. Este artículo, extenso pero claro, también incluye muchos vínculos internos que permiten ampliar la información sobre cualquier tema. [4]

Otro resumen completo sobre mitos de cáncer de seno es «25 Breast Cancer Myths Busted» (25 mitos de cáncer de seno desterrados) (www.health.com, 2012), presentado en un lenguaje muy claro y con ilustraciones. [13]

La American Cancer Society ofrece una lista similar de mitos como parte de un documento, extenso pero claro, titulado «What Are the Risk Factors for Breast Cancer?» (¿Cuáles son los factores de riesgo del cáncer de seno?). [6]

En conclusión, *no existen pruebas concluyentes* de relación alguna entre cáncer de seno y:

- Abortos.
- Abortos espontáneos.
- Tratamientos de fertilidad.

---

[13] «25 Breast Cancer Myths Busted» (25 mitos de cáncer desterrados) Health.com, actualizado 2012
http://www.health.com/health/gallery/thumbnails/0,,20533364,00.html

- Mamografías. Las mamografías siguen siendo una de las mejores maneras de detectar el cáncer de seno.
- Antiperspirantes y desodorantes.
- Sostenes, incluidos los sostenes con alambres. [14]
- Implantes de senos. Sin embargo, los implantes complican las mamografías.
- Trauma en el pecho (lesión al seno).
- Cafeína. Para sorpresa de muchos, se ha hallado que la cafeína y el café le reportan muchos beneficios a la salud. WebMD tiene un fascinante artículo que enumera más de una docena de beneficios derivados del café, pero también recalca que el café no es bueno para todos. [15]
- Productos químicos para laciar el cabello. [16]

---

[14] «5 Most Common Cancer Myths» (Los 5 mitos más populares sobre el cáncer)
American Cancer Society, 2012
Este resumen destruye el mito sobre los supuestos peligros de los sostenes con alambres o los implantes de seno. También examina la contaminación ambiental, los teléfonos móviles, y mucho más.
http://www.cancer.org/MyACS/Eastern/AreaHighlights/5–most–common–cancer–myths

[15] Bajo el encabezamiento general de «Coffee and Your Health» (El café y la salud) en el sitio web WebMD: «Say it's so, Joe: The potential health benefits — and drawbacks — of coffee» (Di que es así, Joe: Los beneficios potenciales —y las desventajas— del café), por Neil Osterweil.
WebMD, 2011
http://www.webmd.com/food–recipes/features/coffee–new–health–food
También puede entrar a Google y buscar «benefits of coffee and caffeine» (beneficios del café y la cafeína).

[16] «Hair Relaxers: No Breast Cancer Link» (Productos para laciar el cabello: ausencia de vínculos con el cáncer de seno)
WebMD, Mayo 17, 2007
http://www.webmd.com/breast–cancer/news/20070517/hair–relaxers–no–breast–cancer–link

- Exposición a campos electromagnéticos. [17]
- Dieta rica en grasas. Sin embargo, la dieta rica en grasas puede contribuir al sobrepeso o a la obesidad, lo que aumenta el riesgo de cáncer de seno después de la menopausia. Unos cuantos estudios han encontrado una conexión entre una dieta rica en grasas saturadas y poliinsaturadas con un aumento de riesgo de cáncer de seno. Como ya se mencionó, parece ser que la dieta rica en grasas monoinsaturadas (nueces, semillas, aceite de oliva extra virgen, pescados oleaginosos y aguacates) es mejor para la salud en general.

5. ¿Se puede prevenir el cáncer de seno? (consejos recopilados de varias fuentes)

Si bien no hay manera segura de prevenir el cáncer de seno, se pueden seguir algunas pautas generales para reducir el riesgo personal de esta enfermedad. La mayoría de las páginas web que consulté mencionan los siguientes consejos. [18, 19, 20]

---

[17] «Electromagnetic Fields (EMF) and Breast Cancer on Long Island Study: Questions and Answers» (Investigación sobre los campos electromagnéticos y el cáncer de seno en Long Island: Preguntas y respuestas)
National Cancer Institute, basado en un estudio sobre los campos electromagnéticos y el cáncer de seno realizado en 2003, posteriormente modificado en Octubre 20, 2008
http://www.cancer.gov/newscenter/qa/2002/long–island–environmentqa

[18] «Think Pink, Live Green: A Step–by–Step Guide to Reducing Your Risk of Breast Cancer» (Piense en rosa, viva en verde: Una guía progresiva para reducir su riesgo de cáncer de seno)
Breastcancer.org, 2011

- No beba alcohol o limite su consumo a una copa diaria, o menos.
- Algunas organizaciones recomiendan dejar de fumar, de por sí un buen consejo por muchas razones.
- Mantenga el peso ideal, sobre todo después de la menopausia.
- Consuma mucha fruta y verdura, por lo menos de 5 a 7 porciones diarias.
- Algunos alimentos que podrían ayudar a prevenir el cáncer de mama son: aceite de canola, aceite de oliva extra virgen, aceitunas, aguacate (palta), brócoli, cerezas, cítricos, col, coles de Bruselas, coliflor, espinacas, moras de todo tipo, nueces y semillas, tomates y zanahorias.

Análisis largo, pero claro y completo sobre maneras de disminuir el riesgo personal de cáncer de seno. Examina factores como el tabaco, el peso corporal, el alcohol, la planificación del embarazo, la dieta, el ejercicio, la terapia de reemplazo hormonal y mucho más.
http://livegreen.breastcancer.org/_pdf/Breastcancerorg–Think–Pink–Live–Green–References.pdf

[19] «Breast cancer prevention: How to reduce your risk» (La prevención del cáncer de seno: Cómo disminuir su riesgo)
MayoClinic.com, 2010
Análisis breve pero completo sobre los factores del estilo de vida, incluidos el alcohol, el peso corporal, el ejercicio, la lactancia, la terapia de reemplazo hormonal, la contaminación ambiental, la dieta y los anticonceptivos orales.
http://www.mayoclinic.com/health/breast–cancer–prevention/WO00091

[20] «Dr. Ann's 10 Steps to Prevent Breast Cancer» (Los 10 pasos para prevenir el cáncer de seno de la Dra. Ann), Ann Kulze, MD
About.com/Women's Health, 2009
Nota: Algunos otros sitios web son más cautelosos al recomendar productos de soya que la Dra. Kulze.
http://womenshealth.about.com/od/cancerprevention/a/10stepsprevbcan.htm

- Consuma pescados oleaginosos. El aceite de pescado es también bueno para la salud. Se encuentra en el arenque, caballa, salmón, sardinas, trucha y atún. La clave es tratar de maximizar el consumo de grasas ricas en aceite omega–3 y minimizar el consumo de aceite omega–6, que se encuentra en el aceite de girasol, alazor, maíz y semilla de algodón. También se puede tomar suplementos de omega–3.

- Consuma carbohidratos buenos. Reduzca su consumo de harina procesada, arroz blanco, papas blancas, azúcar y productos con azúcar. Más bien, consuma productos con granos integrales, arroz integral y menestras, que incluyen frijoles de todo tipo, guisantes, lentejas y cacahuates (maní). El Apéndice 3 contiene información sobre el Women's Bean Project (Proyecto Frijol de la Mujer) donde encontrarán varios tipos de sopa de frijoles en bolsa, todas de muy fácil preparación. Su sitio web es www.womensbeanproject.com.

- En la medida de lo posible, elija productos lácteos orgánicos para usted y su familia. Esto le ayuda a limitar su exposición a pesticidas, hormonas de crecimiento artificial y antibióticos. Se pueden conseguir en tiendas naturistas, supermercados especializados y almacenes como Costco.

- Si consume productos que contienen soya, busque los de soya orgánica que no hayan sufrido modificación genética. La American Cancer Society no recomienda soya a las mujeres menopáusicas, a las que tienen cáncer de seno, o a las que lo han tenido.

- Incluya linaza (*flaxseed*) en su dieta. La linaza es rica en el fitoestrógeno lignan. Según parece, el lignan (o elemento lignano) parece reducir la producción de estrógeno y podría inhibir el desarrollo de algunos tipos de cáncer de seno. El cereal *Uncle Sam*, que contiene hojuelas de trigo integral y linaza es muy bajo en azúcar y sal, es hipoglicémico y proporciona la impresionante cantidad de 10 gramos de fibra por porción. También puede comprar la linaza en semillas, moler cantidades pequeñas en una moledora para café o para linaza, y guardar las semillas y la linaza molida en el refrigerador. Añada una cucharada a su cereal en el desayuno, o varias cucharadas a sus panqueques o bizcochitos.

- Manténgase en actividad. Trate de hacer por lo menos 30 minutos de ejercicio todos los días. Las caminatas a paso ligero (o en la caminadora) y los ejercicios con pesas son una buena combinación, ya que las pesas ayudan a controlar el peso y fortalecer los huesos. Son más importantes la constancia y la duración del ejercicio que su intensidad.

- Doy clases con pesas desde hace 1976, así que permítame ofrecerle algunos consejos sobre este excelente ejercicio. Al hacer ejercicios con pesas, debe ser capaz de realizar de 10 a 12 repeticiones de cada uno con buena técnica y continuidad. No debería tener que tirar bruscamente de las pesas para levantarlas. Al final de cada serie de 10 a 12 repeticiones, debe sentir los efectos del esfuerzo en los músculos, pero sin tirantez, sobre todo en las articulaciones. Si tiene la presión arterial alta, use solamente pesas ligeras o moderadas y enfatice los ejercicios aeróbicos.

- En lo posible, es preferible tener los hijos antes que después, y amamantarlos.
- Evite la terapia de reemplazo hormonal combinada a largo plazo. Las últimas investigaciones indican que podría aumentar el riesgo de cáncer de seno aun en plazos cortos, de 2 a 5 años. El estudio de The Women's Health Initiative también concluyó que el riesgo se normaliza a los dos años de dejar las hormonas. [21]
- Evite la exposición a pesticidas y a antibióticos innecesarios.
- Trate de evitar los turnos de noche. Cada vez hay más pruebas que vinculan la falta de luz y sol con un aumento del riesgo de cáncer. Sin embargo, evite las quemaduras solares.
- Vitamina D: De 10 a 15 minutos de sol una cuantas veces por semana (sin bloqueador) puede estimular la producción de vitamina D en cantidades considerables. Parece que, además de fortalecer los huesos, esta vitamina protege contra varios tipos de cáncer, incluidos el cáncer de seno y

---

[21] «New study firmly ties hormone use to breast cancer» (Estudio reciente halla vínculo estrecho entre el uso de hormonas y el cáncer de seno) USA Today, actualizado Octubre 1, 2009
«Taking menopause hormones for five years doubles the risk for breast cancer» (Tomar hormonas para la menopausia durante cinco años duplica el riesgo de cáncer de seno)
Noticia basada en los resultados obtenidos por The Women's Health Initiative, presentados en el Simposio de Cáncer de Seno en San Antonio.
http://www.usatoday.com/news/health/2008–12–13–breast–cancer–hormone_N.htm

de colon. Si le es imposible recibir suficiente cantidad de sol, sobre todo si vive muy al norte, o si desea evitar el sol por cualquier motivo (como, por ejemplo, si su piel es muy sensible al sol, como la mía), considere suplementos de vitamina D3. La vitamina D3 es similar a que produce la piel expuesta al sol. Según la National Academy of Sciences' Institute of Medicine (IOM), de 1,000 a 2,000 unidades diarias es una dosis dentro de los límites seguros, y ahora muchos expertos recomiendan más de 2,000 I.U. al día. Algunas otras fuentes de vitamina D son: leche fortificada, cereales fortificados y pescados oleaginosos, como el salmón, el atún y la caballa. [22, 23]

---

[22] «Vitamin D for Cancer Prevention?» (¿Vitamina D para prevenir el cáncer?)
WebMD, Sept. 5, 2007
Para más detalles, ver el siguiente artículo (#23).
http://www.webmd.com/cancer/news/20070905/vitamin–d–for–cancer–prevention

[23] «Vitamin D Backed for Cancer Prevention in Two New Studies» (Dos estudios recientes sobre la Vitamina D como preventivo del cáncer)
ScienceDaily, Feb. 6, 2007
Este es un informe más académico que el anterior (#22) sobre dos estudios realizados por especialistas en prevención del cáncer del *Moores Cancer Center* de la Universidad de California en San Diego (UCSD).
http://www.sciencedaily.com/releases/2007/02/070206100608.htm

APÉNDICE 3

**The Women's Bean Project
(Proyecto Frijol de la Mujer):
buenas obras con buena comida
Ahorre dinero cuando compre
vitaminas y suplementos
Algo para pensar sobre otras
tres enfermedades**

1. The Women's Bean Project: buenas obras con buena comida

¿Desearía incluir más menestras en su dieta? (Ver el Apéndice 2, sección 5, en la nota sobre los carbohidratos buenos.) Si es así, podrían interesarle algunos de los productos del Women's Bean Project, una organización en Denver que ayuda a las mujeres en desventaja a romper el ciclo del desempleo y la pobreza. Ellas venden una deliciosa y colorida sopa deshidratada que se llama *Toni's Ten Bean Soup*, así como muchos otros preparados para chili, salsa y pan de maíz, entre otros. Su tienda cibernética se encuentra en www.womensbeanproject.com. También ofrecen paquetes surtidos para regalo. Y ahora también venden joyería hecha a mano. Ya puede encontrar sus productos en algunos supermercados y en Amazon.

2. Ahorre al comprar vitaminas y suplementos

Esta sección podría interesarle si acostumbra comprar vitaminas, minerales y otros suplementos.

Mi esposo y yo compramos casi todos nuestros suplementos en Swanson Health Products, una compañía en operación desde 1969 con sede en Fargo, North Dakota.

El programa de la National Nutritional Foods Association (NNFA) Good Manufacturing Practices (GMP) ha clasificado a Swanson Health Products como empresa "A", distinción que concede a menos del 10% de las compañías de nutrición estadounidenses. Todos sus productos garantizan su satisfacción al 100% o le devuelven su dinero.

Sus precios son increíblemente bajos, casi siempre mucho más bajos que en las tiendas naturistas o aun en Costco. El servicio es muy eficiente y nunca recargan más de $5.00 por el transporte, aunque sea un pedido grande.

Su sitio web es www.SwansonVitamins.com. También puede llamarlos a su línea gratuita 1–800–824–4491 para solicitar un catálogo o colocar un pedido.

Correo electrónico:
customercare@swansonvitamins.com

3. Algo para pensar sobre otras tres enfermedades y las alternativas en el estilo de vida que las pueden afectar: cáncer pulmonar, enfermedad cardíaca y cáncer de próstata

Es cierto, este es un libro sobre el cáncer de seno. Pero he elegido incluir algo de información sobre otras tres enfermedades bastante frecuentes que tienen potencial mortal, ya que me interesan estas enfermedades y me preocupo por las personas afectadas por ellas. Espero que la siguiente información también le sea de interés. Es de notar que mucha de la información se aplica a las mujeres.

Cáncer pulmonar

Con justa razón, el cáncer de seno recibe mucha atención a nivel nacional. Sin embargo, el cáncer pulmonar cobra más vidas de mujeres que cualquier otro cáncer. A continuación sigue una lista de datos y cifras que le darán que pensar, recopilados de fuentes diversas. [1, 2, 3, 4, 5]

---

[1] «From Bad to Better: U.S. Cancer Rates Continue to Drop» (De mal a mejor: Siguen disminuyendo las tasas de cáncer en EEUU)
WebMD, Enero 4, 2012
La American Cancer Society informó que hasta el 2008 disminuyeron las tasas de cáncer de seno y de pulmón en EEUU, pero que están en aumento las tasas de otros siete tipos de cáncer como el melanoma, el cáncer de tiroides, de riñón y de páncreas. La obesidad es un factor en varios tipos de cáncer.
http://www.webmd.com/cancer/news/20120104/us–cancer–rates–continue–to–drop

[2] «Tobacco–Related Cancers Fact Sheet» (Hoja de datos de tipos de cáncer vinculados al tabaco)
American Cancer Society, 2012
http://www.cancer.org/Cancer/CancerCauses/TobaccoCancer/tobacco–related–cancer–fact–sheet

[3] «Causes of Lung Cancer» (Causas del cáncer pulmonar)
WebMD, Mayo 27, 2012
http://www.webmd.com/lung–cancer/guide/lung–cancer–causes

[4] «Lung Cancer» and the booklet «What You Need to Know About Lung Cancer» (El cáncer pulmonar y el folleto «Lo que necesita saber sobre el cáncer pulmonar»
National Cancer Institute
Estimados para el 2012 en EEUU: 226,160 casos nuevos de cáncer pulmonar y 160,340 muertes
http://www.cancer.gov/cancertopics/wyntk/lung

- En Estados Unidos mueren más de 70,000 mujeres anualmente de cáncer pulmonar. Esa cifra es más alta que el total de de mujeres que mueren por cáncer de seno, ovarios y útero.
- Anualmente, mueren 30,000 mujeres más por cáncer pulmonar que por cáncer de seno.
- Para el 2012, el National Cancer Institute y la American Cancer Society estiman un total de 160,340 muertes por cáncer pulmonar.
- Por lejos, la principal causa del cáncer pulmonar es fumar. Un 85% de las muertes por cáncer pulmonar son atribuibles al tabaco. El riesgo aumenta con el número de cigarrillos fumados durante los años. Fumar pipa y puros también aumenta el riesgo de cáncer pulmonar, pero no tanto como los cigarrillos.
- Algunos otros factores de riesgo del cáncer pulmonar son: fibras de asbestos, gas radón (un factor importante), susceptibilidad genética y contaminación ambiental. Sin embargo, la contaminación ambiental es responsable por sólo un 1% de las muertes por cáncer pulmonar.
- En Estados Unidos mueren unas 3,400 personas (no fumadoras) al año por exposición a humo secundario, 65% de las cuales son mujeres. Anualmente, el humo secundario es la causa de aproximadamente 46,000 muertes debidas a enfermedad cardíaca.

---

[5] «Lung Cancer Risks» (Riesgos del cáncer pulmonar)
Lung Cancer Alliance, actualizado Sept. 15, 2006
http://www.lungcanceralliance.org/facing/risks.html

- Es posible que las mujeres sean más susceptibles a los efectos cancerígenos de los agentes químicos en los cigarrillos.
- La tasa de supervivencia de cinco años para el cáncer pulmonar es de sólo 16%, en comparación con un 89% para el cáncer de seno.

Enfermedad cardíaca

A continuación siguen algunos datos y cifras que dan mucho que pensar sobre la enfermedad cardíaca, recopiladas de dos fuentes. [6, 7]

- La enfermedad cardíaca es la principal causa de muertes en hombres y mujeres en Estados Unidos.
- En Estados Unidos unas 267,000 mujeres mueren anualmente de ataques al corazón, seis veces más que por cáncer de seno.
- La mujer que fuma corre el riesgo de ataque al corazón casi 20 años antes que la mujer que no fuma.
- Si una mujer tiene un ataque al corazón antes de los 50, su riesgo de muerte es el doble que el de un hombre.

---

[6] «Women and Heart Disease Facts» (Datos sobre la enfermedad cardíaca en la mujer)
Women's Heart Foundation, actualizado en el 2007
http://www.womensheart.org/content/HeartDisease/heart_disease_facts.asp

[7] «Women, Heart Disease and Stroke» (La mujer, la enfermedad cardíaca y el derrame cerebral)
American Heart Association, actualizado en el 2011
http://www.heart.org/HEARTORG/General/Women–Heart–Disease–and–Stroke_UCM_310572_Article.jsp

- El 42% de las mujeres que tienen ataques cardíacos mueren en el transcurso de un año, en comparación con un 24% en el caso de los hombres.
- El riesgo de enfermedad cardíaca de la mujer afroamericana es el doble que el de la mujer caucásica.
- Algunos de los riesgos de ataques al corazón son: historia familiar, edad avanzada, posmenopausia, fumar, presión arterial alta, diabetes, obesidad y falta de ejercicio.
- Fumar, la diabetes y los lípidos anormales en la sangre cancelan cualquier protección al corazón que la mujer pudiera obtener del estrógeno.
- Tanto en hombres como en mujeres, la grasa en la zona abdominal aumenta el riesgo de muchos problemas de salud importantes, como la presión arterial alta, el colesterol alto, la diabetes, la enfermedad cardíaca y los derrames cerebrales.
- Los medicamentos pueden ayudar a controlar la presión y el colesterol, pero en Estados Unidos las tasas de obesidad y de diabetes tipo 2 van en aumento y se presentan cada vez más a edades tempranas.
- Algunos de los cambios en el estilo de vida que pueden reducir su riesgo de ataque al corazón son: alcanzar y mantener el peso ideal, hacer más ejercicio, no fumar, evitar el humo secundario, y controlar la presión y el colesterol (con medicamentos, si fuera necesario).

- En general, el corazón de la mujer responde mejor que el del hombre a los cambios saludables en el estilo de vida.

Si bien son muchas las causas de cáncer pulmonar y enfermedad cardíaca, es obvio que los cambios en el estilo de vida relacionados con el cigarrillo, la dieta y el ejercicio pueden tener un impacto considerable en el riesgo de estas enfermedades..

Cáncer de próstata

El National Cancer Institute estima 241,740 nuevos casos de cáncer de próstata y 28,170 muertes por cáncer de próstata en Estados Unidos para el 2012. [8]

Se desconocen las causas exactas del cáncer de próstata.

Sin embargo, algunos de los factores de riesgo de cáncer de próstata son:

- Historia familiar.
- Grupo racial. El cáncer de próstata es más frecuente en los afromericanos.
- Ciertos cambios en la próstata.
- Ciertos cambios en los genomas.

Al momento, parece que los siguientes factores *no* aumentan la probabilidad de cáncer de próstata: fumar, alcohol, obesidad, falta de ejercicio o una dieta rica en grasas.

---

[8] «Prostate Cancer» (Cáncer de próstata)
National Cancer Institute, 2012
http://www.cancer.gov/cancertopics/types/prostate

Parece que fumar no aumenta la probabilidad de contraer cáncer de próstata, pero los hombres con diagnóstico positivo de cáncer de próstata que son fumadores tienen el doble de riesgo de morir que los no fumadores, y su riesgo de recurrencia del cáncer es 61% mayor que el de los no fumadores. [9]

La obesidad no aumenta el riesgo de cáncer de próstata, pero duplica el riesgo de muerte si se contrae este cáncer. [10]

---

[9] «Smoking and Prostate Cancer Deaths Linked: Study» (Vínculo entre las muertes por cáncer de próstata y el tabaco)
Huffington Post, Junio 21, 2011
http://www.huffingtonpost.com/2011/06/21/smoking–prostate–cancer_n_881509.html

[10] «Obesity Ups Prostate Cancer Death Risk» (La obesidad aumenta el riesgo de muerte por cáncer de próstata)
WebMD, Enero 8, 2007
http://www.webmd.com/prostate–cancer/news/20070108/obesity–ups–prostate–cancer–death–risk

APÉNDICE 4

**Productos para mastectomía
(sostenes y prótesis)
Información sobre productos para
mastectomía y los seguros medicos
Productos para mastectomía en la Intenet**

1. Dónde comprar productos para mastectomía

Cuando decida comprar prótesis y sostenes para mastectomía por primera vez, le recomiendo ir a alguna tienda especializada como la que se menciona en el Capítulo 13 de este libro. Estas tiendas tienen por lo menos una persona con experiencia en este tipo de productos y también la podrán ayudar con los formularios del seguro. La otra alternativa es concertar una cita privada con una vendedora especializada para una prueba en su domicilio.

Asegúrese que su primera prótesis y sostenes le queden bien y se adecúen a su estilo de vida. Después de esa primera compra, quizás desee adquirir esos productos en la Internet para ahorrarse dinero. Es probable que su cirujano le pueda proporcionar nombrcs de proveedores y personas especializadas; en caso contrario, los puede encontrar en las Páginas Amarillas de su guía telefónica bajo:

- Sostenes
- Prótesis
- Mastectomía: productos, ropa, prótesis

2. Una observación sobre las tallas y tipos de prótesis

La talla de mi sostén es 40 B, pero uso prótesis talla 5, más pequeña de lo que recomiendan los cuadros de tallas en la Internet. Este es otro motivo, si lo puede hacer, para ir a una tienda a comprar su primera prótesis y sostenes para mastectomía. El personal de la tienda la podrá ayudar a encontrar las tallas correctas.

Las prótesis de silicona son las más caras, pero su apariencia y textura son la más naturales. Tengo tres prótesis de silicona, dos de talla 4 que usaba antes, y otra de talla 5 que es la que uso ahora. Son marca Amoena y los tres estilos son un poco diferentes. Todas son tan cómodas que a veces ni me doy cuenta de que las llevo puestas. Sin embargo, se pueden encontrar prótesis de otros materiales y de todo precio, las hay hasta para trajes de baño.

3. Seguro médico

Puede obtener información sobre la cobertura para productos de mastectomía comunicándose con su seguro médico, su médico, el personal de las tiendas de productos para mastectomia, o entrando a la Internet. La cobertura puede ser bastante generosa. Por ejemplo, Medicare cubre el costo de dos sostenes de mastectomía cada seis meses y una nueva prótesis cada dos años, siempre que tenga receta médica. La cobertura varía según el seguro, pero vale la pena investigar. Como el costo de las prótesis y los sostenes es muy variable, algunas compañías de seguros fijan límites de precios. Para encontrar información en la Internet, entre a Google y busque «insurance for mastectomy products» (seguro para productos de mastectomía) o visite:

- http://www.imaginis.com
- http://www.cancer.org (la American Cancer Society)

4. Productos para mastectomía en la Internet

He quedado muy satisfecha con el surtido, los precios y el servicio de las dos primeras compañías de la siguiente lista, pero las otras también parecen buenas. La tercera, *TLC Tender Loving Care,* tiene los precios más bajos que he encontrado hasta ahora.

The Enhancement Corporation of America
http://www.enhancementcorp.com
Este sitio tiene un amplio surtido de productos, buenos precios y su propietaria, Ruth Bonfield, ofrece muy buen servicio. Su dirección de correo electrónico es: enhanceco@aol.com
Enhancement Corporation vende prótesis completas y parciales, sostenes, y mucho más. Ruth recomienda las prótesis de *Classique* y *Mystique.* Les asegura a sus clientas que sus precios son competitivos y que *Classique* garantiza totalmente todos sus productos.

Metro Medical Online
http://www.metromedicalonline.com

Este sitio ofrece productos para mastectomía y mucho otros productos para la atención de la salud en el hogar.

Tienen un buen surtido de prótesis y sostenes Amoena de calidad óptima a precios excelentes.

Yo tengo tres prótesis de silicona Amoena que conseguí a través de Metro Medical:

1) Amoena "Tria Aire" 442. Tengo una talla 4, que equivale a copa A. Tiene forma de triángulo, que es la forma que más me acomoda.

2) Amoena "Luxa Light" 661 (también en talla 4).

3) Amoena "Natura Light" 3S ("Tria Light"). Esta prótesis es talla 5, mi talla actual, que equivale a copa B. Este modelo tiene una entretela muy suave y cómoda.

www.jodee.com

Este sitio web ofrece un surtido amplio de productos de mastectomía: sostenes, prótesis, trajes de baño, y mucho más. Aparte de verse muy cómodos, algunos de sus modelos son muy originales. Visite su sitio web para solicitar un catálogo impreso.

TLC Tender Loving Care (a cargo de la American Cancer Society)

http://www.tlcdirect.org

TLC ofrece un amplio surtido de productos para mastectomía a precios módicos. Algunos sostenes cuestan menos de $20.00, y en oferta menos de $15.00. (La mayoría de los sostenes para mastectomía cuestan de $30 a $45, y a veces más.) Los sostenes de Amoena son más caros, pero los prefiero a los de TLC, porque me acomodan más. TLC también vende todo tipo de prótesis, camisetas posquirúrgicas, trajes de baño, bolsillos para convertir sostenes normales a sostenes para mastectomía, pelucas, y mucho más. Las opiniones de su clientela son muy positivas, con comentarios de haber pagado el doble en otros sitios por sostenes y pelucas similares. En las fotos las pelucas se ven atractivas y naturales.

http://www.thepinkbra.com
Este sitio ofrece un amplio surtido de finos y atractivos sostenes para mastectomía, así como lencería, trajes de baño, ropa interior, ropa de maternidad, y mucho más.

APÉNDICE 5

Una buena publicación sobre el cáncer de seno

Estoy suscrita a esta publicación trimestral porque es muy útil e informativa y su calidad de impresión es bastante buena. La edición en Internet es gratis y la edición impresa cuesta $15.00/año.

Breast Cancer Wellness Magazine
P.O. Box 2040
Lebanon, MO 65536
http://www.breastcancerwellness.org

Beverly Vote, sobreviviente de cáncer de seno, publica esta revista cuatro veces al año.

El típico número (unas 55 páginas) contiene:

- cartas de pacientes y sobrevivientes de cáncer de seno
- artículos útiles e informativos sobre nutrición, ejercicios y temas relacionados con las emociones y el cáncer de seno
- avisos de eventos para recaudar fondos para el cáncer de seno (a nivel nacional)
- avisos publicitarios de una variedad de productos: sostenes y prótesis para mastectomía, mangas de compresión, libros, productos de nutrición,

productos para la piel, cruceros especiales para sobrevivientes de cáncer de seno, y mucho más

* poesía motivadora

Mi artículo «Another Chance at Life» (Una nueva oportunidad a la vida) fue incluido en el libro *How We Became Breast Cancer Thrivers* (Cómo nos hizo prosperar el cáncer de seno) —una colección de ensayos muy conmovedores, informativos y motivadores escritos por 44 sobrevivientes de cáncer de seno, entre ellas, Beverly Vote. Puede obtener este libro en la Internet y en el sitio web de la revista *Breast Cancer Wellness.*

Puede descargar gratis este libro desde: http://www.breastcancerwellness.org/assets/ebook/bcw _freeebook.pdf

La edición económica de Amazon cuesta $16.95 en Amazon; y la edición Kindle, $9.95.

SOBRE LA AUTORA

Leonore H. Dvorkin nació en 1946 en Chicago, Illinois. Ella y su esposo, David Dvorkin, también autor, viven en Denver, Colorado desde hace 1971. Su hijo, Daniel Dvorkin, ha sido coautor de dos novelas de ciencia ficción con su padre. Leonore trabaja como tutora de alemán y español, traductora del alemán al inglés, correctora/revisora de pruebas e instructora de acondicionamiento con pesas.

Además, ella y su esposo ayudan a otros autores a publicar sus libros de manera autónoma en formatos impresos o electrónicos. Para más detalles, ver: **http://www.dvorkin.com/ebookpubhelp.html**

La primera versión impresa de la novela de Leonore *Apart from You* fue publicada por Wildside Press en el 2000 y la edición corregida fue publicada en el 2010 por CreateSpace. Leonore tomó la foto de la portada cerca de su casa en el suroeste de Denver. La novela se ofrece en ediciones impresas y electrónicas. Para más información de compra y para leer un resumen de los temas y las tramas, además de dos capítulos completos, ver **http://www.leonoredvorkin.com/afy/**

La primera edición impresa de *Another Chance at Life: A Breast Cancer Survivor's Journey* fue publicada por Norilana Books en el 2009, y ha sido reemplazada por la edición corregida y actualizada del 2012, que puede obtenerse en inglés y en español en versiones impresas y electrónicas. Para más información, ver
http://www.leonoredvorkin.com/brcan/

Puede encontrar información completa sobre los libros de Leonore y todos sus artículos publicados sobre salud y acondicionamiento físico en su sitio web, **http://www.leonoredvorkin.com**

Leonore está en Facebook en
http://www.facebook.com/profile.php?id=1748432229
y en Twitter en
http://twitter.com/LeonoreDvorkin

Puede enviarle correos electrónicos a:
leonore@leonoredvorkin.com

Muchas gracias por leer este libro.

www.ingramcontent.com/pod-product-compliance
Lightning Source LLC
Chambersburg PA
CBHW020431290526
45785CB00002B/795